現代に読み解く
ナイチンゲール・看護覚え書き

すべてのケア提供者のために

国際看護師協会は世界各地に会員を擁する長い歴史をもつ組織で，その活動の幅はますます広がっています。けれども，1899年の設立当時から現在まで，その第一の目標は，簡潔で不変です。つまり，それは，会員の国々において最高水準の看護を維持できるように支援することです。そして，まだ会員になっていない国々がその看護ケアを改善できるように，教育，法律，職能団体を通じて支援することです。

International Council of Nurses
国際看護師協会

Illustrator：Jonathan Haste

訳語について
原著1859年版部分のnurseは本書では看護婦とした。

凡例
原書中の強調のためのイタリック書体はゴシック書体とした。
原著1859年版部分（青字部分）の†および
ICN書き下ろし部分（黒字部分）の＊は訳注。

［本書の読み方のヒント］

　本書の青字部分は原著『看護覚え書き』からの抜粋，そして黒字部分は，現代の在宅ケアを提供している人々への助言や情報提供を記した書き下ろし部分です。
　在宅介護を行う家族介護者，ヘルパー，介護福祉士等で，現代の在宅介護に特に興味をもっている方々には，まずは，黒字の書き下ろし部分を通読されることをお勧めします。内容的に連続性のあるものですので，本書全体の概略がつかめると思います。その後，ナイチンゲールの原著での助言と照らし合わせると，さらに洞察は深くなると思います。
　看護師の方々は，原著の内容が，どのように現代の在宅ケアにマッチングするように書き下ろされているかということを比較しながら読まれると，より興味深いものとなると思われます。

Notes on Nursing
A Guide for Today's Caregivers

現代に読み解く
**ナイチンゲール
看護覚え書き**

すべてのケア提供者のために

International Council of Nurses
ICN［国際看護師協会］●編著
南　裕子●監修
早野ZITO真佐子●翻訳［ICN書き下ろし部分］
小玉香津子・尾田葉子●翻訳［原著1859年版部分］

日本看護協会出版会

ELSEVIER

Higashi-Azabu 1-chome Bldg. 3F
1-9-15, Higashi-Azabu,
Minato-ku, Tokyo 106-0044, Japan

NOTES ON NURSING —— A GUIDE FOR TODAY'S CAREGIVERS

© International Council of Nurses 2009
© Illustrations Elsevier Limited 2009. All rights reserved.

ISBN: 978-0-7020-3423-7

This translation of *Notes on Nursing —— A Guide for Today's Caregivers* by **International Council of Nurses**, was undertaken by Japanese Nursing Association Publishing Company, Ltd. and is published by arrangement with Elsevier Ltd.

本書, **International Council of Nurses**編著：*Notes on Nursing —— A Guide for Today's Caregivers*は, Elsevier Ltd. との契約によって出版されている。

現代に読み解く　ナイチンゲール・看護覚え書き――すべてのケア提供者のために by **International Council of Nurses**.

Copyright 2011 Elsevier Japan KK. Reprinted 2017, 2020.

ISBN: 978-4-8180-1622-4

All rights reserved. No part of this publication may be reproduced or transmitted in any form or by any means, electronic or mechanical, including photocopying, recording, or any information storage and retrieval system, without permission in writing from the publisher. Details on how to seek permission, further information about the Publisher's permissions policies and our arrangements with organizations such as the Copyright Clearance Center and the Copyright Licensing Agency, can be found at our website: www.elsevier.com/permissions.

This book and the individual contributions contained in it are protected under copyright by the Publisher (other than as may be noted herein).

注　意

　医学分野での知識と技術は日々進歩している。新たな研究や治験による知識の広がりに伴い, 研究や治療, 治療の手法について適正な変更が必要となることがある。
　医療従事者および研究者は, 本書に記載されている情報, 手法, 化合物, 実験を評価し, 使用する際には自らの経験と知識のもと, 自身と職務上責任を負うべき患者を含むほかの人の安全に留意すべきである。
　医薬品や製剤に関して, 読者は (i) 記載されている情報や用法についての最新の情報, (ii) 各製剤の製造販売元が提供する最新の情報を検証し, 投与量や処方, 投与の手法や投与期間および禁忌事項を確認すべきである。医療従事者の経験および患者に関する知識のもとに診断, 適切な投与量の決定, 最善の治療を行い, かつ安全に関するあらゆる措置を講じることは医療従事者の責務である。
　本書に記載されている内容の使用, または使用に関連した人または財産に対して被害や損害が生じたとしても, 法律によって許容される範囲において, 出版社, 著者, 寄稿者, 編集者, および訳者は, 一切の責任を負わない。そこには製造物責任の過失の問題, あるいはいかなる使用方法, 製品, 使用説明書についても含まれる。

目 次

まえがき viii
はしがき ix
監修者のことば xii

●第1章 フローレンス・ナイチンゲールの『看護覚え書き』の背景　1

灯火を掲げた婦人　3
フローレンス・ナイチンゲールの職業　4
ケア提供のための体系的なアプローチ　8
疾患についての理解の変化　9

●第2章 家屋の健康　11

看護覚え書き・フローレンス・ナイチンゲール　11

住まいを準備する　17
寝室　18
浴室　20
手洗い　21
医療機器・器具　22
家庭用救急箱　22

●第3章 ちょっとした管理　25

看護覚え書き・フローレンス・ナイチンゲール　26

介護者の責任　43
ケア計画を作成する　44
ケア計画の例　48
医師，看護師，その他の医療提供者と協働する　49
記録をつける　52
患者の病気や状態について調べる　52
薬　53
予防　60
運動とフィットネス　60
リハビリテーション　61
患者の呼吸を支援する　62
患者と旅行する　63

●第4章　食事　　　　　　　　　　　　　　　　　　　　　　　67

看護覚え書き・フローレンス・ナイチンゲール　　67

患者の食べること，飲むことを支援する　　72
病気の人，障がいをもつ人の食事介助　　74
手を洗う　　75
食事の際の補助器具　　77

●第5章　ベッドと寝具　　　　　　　　　　　　　　　　　　　79

看護覚え書き・フローレンス・ナイチンゲール　　79

患者の休息と睡眠を支援する　　83
褥瘡　　84

●第6章　清潔　　　　　　　　　　　　　　　　　　　　　　　89

看護覚え書き・フローレンス・ナイチンゲール　　89

患者が身体の清潔を保ち，身だしなみを整える支援をする　　93
入浴と個人的な身だしなみ　　93
患者の排泄を介助する　　96
清潔と感染　　97

●第7章　希望や助言を気楽に言う　　　　　　　　　　　　　107

看護覚え書き・フローレンス・ナイチンゲール　　107

基本的ニーズ　　113
患者が衣類を選択し，着たり脱いだりするのを助ける　　115
患者が他者に意思を伝達し，自分の欲求や気持ちを表現するのを助ける　　116
患者の生産的な活動あるいは職業を助ける　　118
患者のレクリエーション活動を助ける　　119

●第8章　病人の観察　　　　　　　　　　　　　　　　　　　121

看護覚え書き・フローレンス・ナイチンゲール　　121

患者の観察　　129
観察を医師や看護師にどのように伝えるか　　132
いつ助けを求めるか　　132
危機に対する計画をたてる　　133
危機をどのように伝達するか　　134
転倒経験のある患者　　135

●第9章　ケアする人をケアする　137

看護覚え書き・フローレンス・ナイチンゲール　137
現代の介護者をケアする　137
ケアリング（愛情と思いやりにあふれた態度）とケアギビング（介護）の難しさ　139
介護者の健康：身体的疲労とストレスにどのように対処するか　143
うつ状態　144
効果的なコミュニケーション　144
家族介護者休息ケア（レスパイト・ケア）　146
終末期の患者の介護をする　147
患者の死　149
喪失を悼む　149

●第10章　介護者のためのヘルス・リテラシー（健康についての知識）　153

健康の法則についての知識　153
看護覚え書き・フローレンス・ナイチンゲール　154
ヘルス・リテラシー（健康についての個人の知識，理解，活用能力）　161
話すスキルと聞くスキル　162
ヘルス・リテラシーと医療アウトカム（医療の結果）　163
介護者のための情報源　164
情報はどこにある？　166
あなたの地域社会で利用可能な支援サービスのタイプ　167
補助機器・器具　167
介護者支援グループ　168
法的アドバイス　168

訳者あとがき　171
索　引　173

まえがき / Foreword...

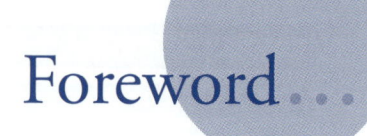

　国際患者組織同盟（IAPO）は，国際看護師協会（ICN）が今日のケア提供者（介護者）のための手引きとして，また患者と介護者のとても重要な関係を強化するために著した，この「現代版・看護覚え書き」に，「まえがき」を執筆する機会をいただいたことをとても嬉しく思っています。介護者は，患者中心のシステムに絶対不可欠な，医療への個人的アプローチを提供します。本書は，患者の日々のニーズを管理するのに役立つ情報と，自身のケアに参加する患者を支援するための手引きを提供するものです。

　IAPOの「患者中心の医療宣言（2006年）」は[1]，患者中心の医療の5原則を挙げています。そして，それらは，ケアを提供する人々の役割に関連するものです。それらは，尊敬，選択，エンパワメント，医療政策への患者のかかわり，アクセスと支援，そして患者情報です。慢性疾患を抱える患者のために患者中心の医療を達成するには，介護者と患者の関係は絶対的に重要なものです。

　慢性的状態は，何年も継続することもしばしばで，その人の生活のあらゆる側面に影響してきます。患者が目指すのは，自分の状態を管理して人生に可能な限り十分に参加できるようにすることです。介護者は，患者の感情，望み，ニーズ，そしてそうしたものを他者に伝達することを支援するために，重要な役割を果たします。

　「現代版・看護覚え書き」は，相互の理解と尊敬を促進させるために，患者と介護者の効果的な対話を支援します。それぞれお互いが，患者によって定義されたよい生活の質を達成することに貢献します。

国際患者組織同盟（IAPO）
会長　ジョアンナ・グローブズ
Joanna Groves

---

[1] オンラインサイト www.patientsorganizations.org/declaration から入手できます。

はしがき

　フローレンス・ナイチンゲールは，特に自宅でケアを提供する人々のために『看護覚え書き』を執筆しました（p.2 図 **1-1** 参照）。彼女は，自身が看護で応用した教訓が，自宅でケアを提供する人々にも，患者の健康を改善するための方法と手引きを提供するだろうということを知っていました。彼女の時代，自宅における主なケアの担い手は，家族の中で女性たちでした。そして，彼女は，主としてそうした女性たちにその手引きを提供したのでした。

　その当時から，ケア提供者（介護者）も介護者がケアを提供する人々も大きく変わりました。けれども，『看護覚え書き』の非常に多くの指摘が現在にも関連性をもっているのは，驚くべきことです。原著の『看護覚え書き』出版当時（1859年）から，医療の科学も実践も大きく進化しましたが，そこに込められたケア提供へのアプローチは，時間を超越して私たちに伝わってきます。だからこそ，国際看護師協会（ICN）とフローレンス・ナイチンゲール国際基金（FNIF）は，FNIFの75周年，そして原著の出版から150年を記念して，この『看護覚え書き』の現代版を刊行することにしたのです。

　本書の意図は，現代の医療の知識と実践に基づいた新たな情報を追加する一方で，ナイチンゲールの原著で今日にも特に関連性をもつ部分をそのまま維持することでした。そのプロセスにおいて，ICNは，世界のどこでも，介護者は，なによりも介護する人への愛情と献身によって特徴づけられますが，介護者が働く状態というものは大きく異なっているのが現実だということに気づきました。

　絶対に変わらない状況もありますし，とてもゆっくりとしか変わらないものもあります。薬，専門家によるサービス，専門性へのアクセスに関する格差は大きく，国によって，あるいは同じ国でも地域によって大変異なっています。

今日でも，きれいな水へのアクセス，下水道の整備状態，光，家や部屋のレイアウト，そして医療者へのアクセスなど，ナイチンゲールの時代の介護者と似た状況で介護をしている介護者も少なくないでしょう。"現代的"な快適環境での生活を楽しむことができる幸運な人々は，『看護覚え書き』に記されたアドバイスは，自分たちの環境には適合していないと考えるかもしれません。けれども，世界各地にいる物質的にそれほど恵まれていない環境で暮らす人々にとっては，心身の健康を維持するために，そのアドバイスは完璧に適用できるもので，とても役立つものだと思います。いずれの場合も，思いやりと共感に根ざした介護のために提供されたアドバイスは，大変な役割を担う介護者に個人的な支援と慰めを提供する貴重なものであり続けるでしょう。

　介護者の役割は，どの国においてもケアに欠くことができない要素です。どの国の社会も，愛する人のために個人的なケアを提供する介護者の能力と快くそれを引き受ける気持ちに依存しています。工業化された経済のもとで，人口の高齢化に伴って，そのニーズはますます高まっています。富裕国の65歳以上の人口は，現在は15％ですが，2050年までには25％以上になると推計されています。こうした人口の高齢化は，新興経済の国々でもやがて同じように進むでしょう。インドと中国の65歳以上人口は，2050年までに劇的に増えると予測されています。公的医療および民間の医療サービスが人々の生活の質を保障するのに重要な役割を担っていますが，社会の多くの高齢者は，家族や友人の介護に依然として依存し続けるでしょう。

　他の悲劇的な現実が，私たちの社会において，介護者の継続的な重要性を際立たせています。発展途上国においては，AIDSやその他の疾患に苦しむ人々が数多くいますが，そのような人々は，経済的な問題やアクセスの問題から，病院でのケアを必ずしも受けることができないという現実があるのです。そして，そういう地域には，公的あるいは民間の在宅ケアサービスもほとんど存在していないのです。そのため，こうした患者のケアのほとんどは，家族，特に女性が担っています。アフリカ南部に関する国連の報告では，家庭内の介護者の3分の2が女性で，その約4分の1が60歳以上となっています。在宅ケアは1つの戦略で，それは必要性から生じたものです。

『看護覚え書き』刊行後，医療の科学と実践とは大きく進歩しましたが，それは，必ずしもすべての環境においていつも利用できるものではありません。今日，多くの国では，疾患の知識と疾患にどのように対処すればよいのかという情報が存在しています。けれども，衛生の状態，医療専門家や薬へのアクセスが不十分な国々も多いのです。ヨーロッパの生活状態が現在より大変だった時代にナイチンゲールが提供したアドバイスを，この現代版に含めたのは，この不幸な事実を念頭においているからです。水，寝具，排水，清潔，適切な栄養について彼女が伝えたことは，世界各地の田舎やへき地の介護者にとっては，現在でも非常に関連性をもっているのです。

　この現代版の刊行にあたっては，ICNは，さまざまな情報源から，医療実践の発達に基づいた情報やアドバイスを集めました。たとえば，本書には，感染症の性質と治療の項目が追加されています。原著の『看護覚え書き』は，医学研究者が，"微生物"と疾患とのつながりを確認する前に書かれたものでした。また，薬の使用と管理とに関する介護者へのアドバイスも新たに加えられました。それは，現代の医学が利用可能な薬局方の拡大を考慮すると必要なことなのです。

　この現代版が，ナイチンゲールの仕事を補完するものになったことを期待します。そして，本書によって，愛する人々に安寧と救済をもたらすために，懸命にケアを提供する新たな世代の介護者たちに，ナイチンゲールの言葉が届くことを希望しています。

2009年，ジュネーブにて
国際看護師協会（ICN）会長
南　裕子
Hiroko Minami

監修者のことば

　本書の原書が2009年に刊行されるまでのいきさつと刊行の意義については，筆者が当時のICN（国際看護師協会）会長として筆をとった原書の「はしがき」の中で述べたとおりです。

　ナイチンゲールの『看護覚え書き』（1859年初版刊行）から150年を経て，ICNから世界中に向けて発信された本書の日本語版が，このたび刊行される運びとなりました。わが国における今日の多くのケア提供者（介護者）が，本書を座右の書として活用されることを，心より願っています。

　特に今年は，3月11日に発生した東日本大震災のために2万人近い方々が生命を失い，行方がわからなくなられ，被災地の皆様はもとより日本中が未曾有の苦悩と悲しみに包まれました。家を失い，また原発の事故で，避難生活を送らなくてはならなくなった方々が大勢いられます。その後も台風12号や15号による豪雨被害で，わが国は自然災害の脅威にさらされました。ケアを必要とする人々とその人々へのケアを担う家族やボランティア，地域住民の人々のことを思うと，この本が今年に翻訳出版されることの意義を感じます。

　本書のICNによる現代版書き下ろし部分の翻訳を担当された早野ZITO真佐子さんは，日米を行き来しながら以前より看護領域において翻訳者，通訳者，教育者，執筆者として活躍されてきました。また近年は医療福祉ジャーナリストとして看護に焦点を当てた書籍も上梓されましたが，ご自身が「訳者あとがき」でふれていられるように，長年にわたり1人のケア提供者としてご家族の介護と取り組まれている方でもあります。その，家庭介護者としての視点をふまえた翻訳は適切であり，本書にとっては，まことに適任者を得たと考えています。

なお，1859年版からの引用箇所の翻訳は『看護覚え書き ―― 本当の看護とそうでない看護』(小玉香津子・尾田葉子訳，日本看護協会出版会，2004.)の訳をそのまま転載させていただきました。また，本書の中にはヴァージニア・ヘンダーソンの『看護の基本となるもの』から一部改変された引用部分もありますが，この部分の訳は『看護の基本となるもの』(湯槇ます・小玉香津子訳，日本看護協会出版会，2006.)から転載させていただきました。これら2冊の翻訳者の方々に謝意を表す次第です。

　また，この本の出版に漕ぎ着けるには，日本看護協会出版会の竹内吉夫氏の情熱と粘り強いご努力がなければできなかったことを付け加えます。

平成23年10月26日

南　裕子

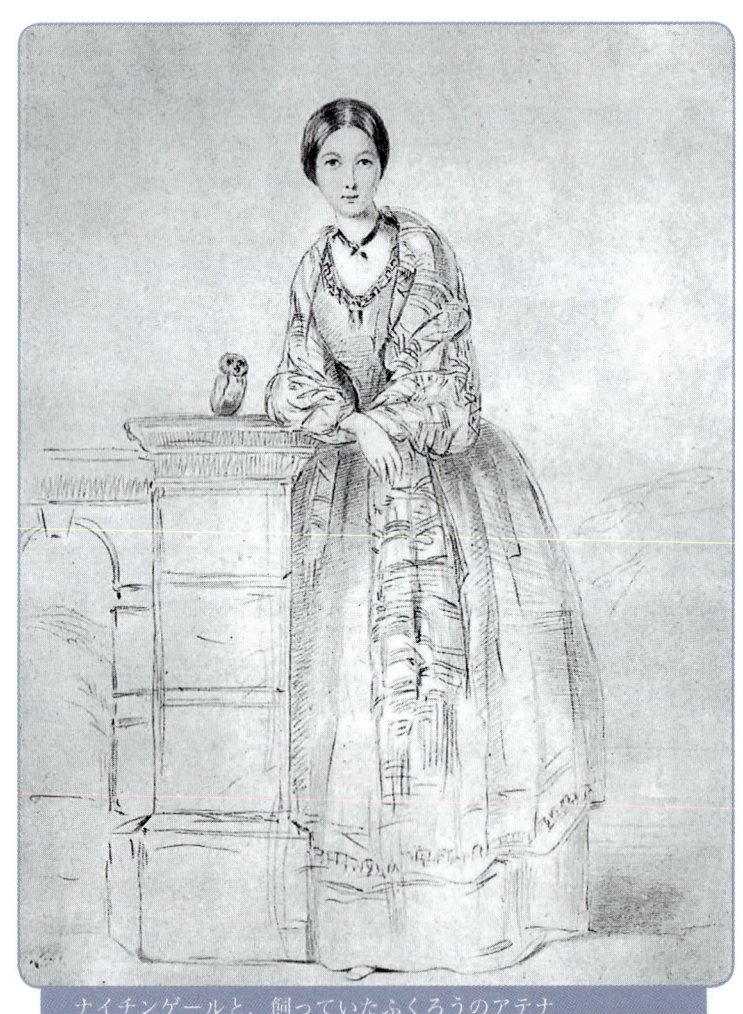

ナイチンゲールと，飼っていたふくろうのアテナ
1850年頃。パーセノープ・レディ・バーニーによる素描から

フローレンス・ナイチンゲール博物館財団提供

I 第1章
フローレンス・ナイチンゲールの『看護覚え書き』の背景

　フローレンス・ナイチンゲール[*1]による『看護覚え書き』の原著は，1859年に発行されました。そのとき，ナイチンゲールはやがて40歳になろうという年齢で，看護と医療を進化させるために彼女がそれまでに行ってきた仕事によって，すでに伝説的な人物になっていました。彼女は，その本について友人への手紙の中で次のように書いています。「あの本の中には，執筆することを目的に書かれた言葉は一言もありません。それは，多くの人々の苦しみの体験が，私の中からほとばしりでた結果なのです」。

　クリミア戦争で負傷した兵士のケアをするという彼女の使命は，軍隊病院の劣悪な医療水準によって生み出された多くの苦しみに彼女を直面させることになりました。イギリスおよびフランスの病院でそれ以前に行われていた仕事は，どちらも医療自体が"不健康"な状態だということを露呈していました。彼女の鋭い観察力，事実を収集する能力，自分が観察したことについての理解力によって，彼女は，彼女の時代では考えられないような先見の明ある結論を導いたのでした。

　ナイチンゲールは，クリミア戦争での体験によって，良好な衛生状態と病気との間には繋がりがあるということを確信したのです。もしかしたら回復できたかもしれない兵士たちが，不潔な環境での生活を強いられたことによって殺されていたという事実に，ナイチンゲールが気づくまでにそう長くはかかりま

[*1] 本書のうち，『看護覚え書き──本当の看護とそうでない看護』からの引用部分は，その翻訳表記のまま「フロレンス・ナイティンゲール」という表記を使っているが，本書の書き下ろしの部分では，一般的表記に従い「フローレンス・ナイチンゲール」という表記を採用している。

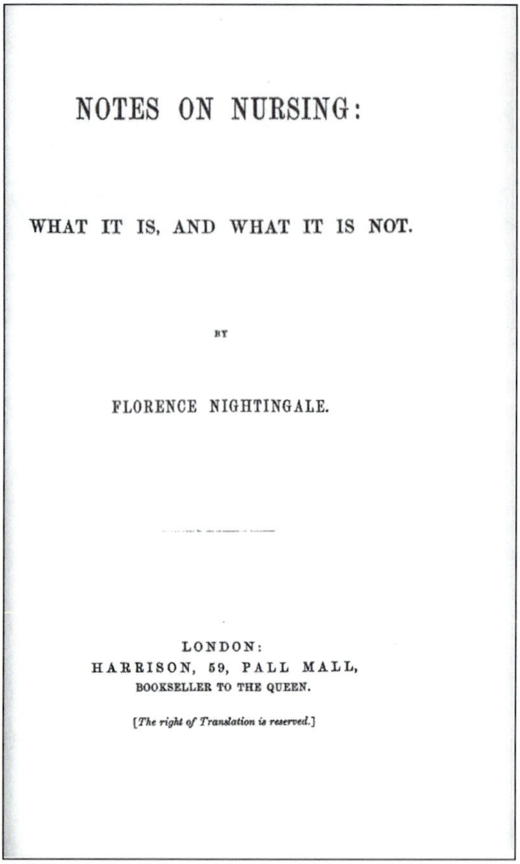

図 1-1
『看護覚え書き』原著1859年版のタイトルページ

せんでした。負傷した兵士，死にゆく兵士のために行ったケアによって，彼女は，ほとんど聖人だという評判を得ていました。ヴィクトリア女王は彼女に賞賛の手紙を送り，政府は彼女に助言を求めてきました。しかし，彼女が価値を置いたのは，回復と健康のためによい環境をどのようにして創出するかということに関して自分が学んだ教訓でした。そして，彼女は後に，それを，病院の設計や運営の仕方に適用し続けるのです。

灯火を掲げた婦人

　今や、"灯火を掲げた婦人"は、『看護覚え書き』を通じて、ケアを提供する人々に、病気、個人の保健衛生、健康的な家庭について、それまでの一般的な考えや推測とまったく逆のしっかりした助言を提供し始めたのでした。この小さな本は旋風を巻き起こしました。たちまちベストセラーとなったのです。最初の1カ月で、1万5000部売れるという驚くべき結果となったのです。それは多くの増刷、増版を繰り返すことになりました。そして、すぐにほかの多くの言語に翻訳されました。

　ナイチンゲールが『看護覚え書き』に注ぎ込んだ観察と助言は、実用的経験とエキスパートとしての知識に基づいていただけでなく、患者にケアを提供する際に常識を適用するという天賦の才能に基づいていたのです。この実用的な助言と健全な実践の組み合わせが、この本を特別なものにしているのです。1859年以降、医学と医療サービスに多くの進展があったにもかかわらず、『看護覚え書き』に記されたことが、現代のケア提供者たちにも、依然として関連性を持ち続けている1つの理由はこの特性にあります。

　この本が出版された当時、世界のほとんどの地域における医学とケアの基準は、健康と病気についての2つの主要概念に基づいていました。それは、接触伝染と瘴気(ミアズマ、訳注：古来病気を引き起こすと考えられていた「悪い空気」) です。接触伝染型の場合、病気の原因が接触にあることが強調されました。また、呪術、妖術のせいだとか、規律正しさや道徳的抑制の欠如のせいだとさえ言われたりすることもありました。

　瘴気型は、病気は不衛生状態とその結果、つまり悪い空気、臭い、腐った食べ物、下水汚物、そして光と新鮮な空気の欠如によって生じるという考えに基づいていました。この型では、治療は、個人および環境を清潔に保つこと、新鮮な空気へのアクセス、擦ること、煮沸すること、漂白することなどでした。ナイチンゲールの仕事はこの型から始められました。彼女は、組織能力と鋭い頭脳を駆使して、将来の先駆となった一連の実践を開始しました。その将来になれば、研究によって、実際、一連の微生物が疾患の媒体だということが明らかにされるのですが。それが明らかに理解され受け入れられる前にナイチ

ンゲールが考案したケア方法は，その後の発見と完璧に整合性のあるものでした。それは，心身の健康・保健の敵である"ばい菌"と闘う効果的なケア方法だとその後ずっと認識され続けました。ケア提供者（介護者）たちへの彼女の助言を読むと，"彼女がどのような背景をもつ人なのか"，彼女が後に伝授する教訓をどのように学んだかということをよりよく把握できます。また，どのようにすれば看護や介護を計り知れないほど改善できるのかについて，彼女がどのような知識基盤によって判断したのかを理解することができます。

フローレンス・ナイチンゲールの職業

　フローレンス・ナイチンゲールは，ヨーロッパに長期逗留した彼女の両親が借りていたイタリアのフローレンス（フィレンツェの英語読み）の別荘で，1820年5月12日に生まれました。彼女の一族は裕福で，中には成功の見込みのない運動を闘い人道主義者としての名声を得た人もいました。彼女の祖父の一人は，46年間イギリス議会の議員を務めました。その間，彼は奴隷廃止運動を展開し，蒸気小屋労働者たちの労働状態の改善を訴えました。ナイチンゲールは，由緒正しいイギリスの貴婦人として育てられ教育を受けました。結婚をしてイギリス上流社会での伝統的な生活をするように育てられました。彼女が"私的覚え書き"（これは彼女の生涯を通じた習慣となった）と呼んだものにしたためたように，彼女を困惑させたのはその運命でした。彼女は覚え書きの1つに，自分は人間愛に奉仕をすべきだという天命を受けているように感じると，密かに記していました。1840年までには，彼女は，その天命は，病院にいる病気の人々のために働くことだとはっきりと決めていました。そのような職業を考えるということ自体が，彼女の家族をぎょっとさせました。当時は，病院も看護も尊敬の対象ではなかったのです。彼女は，1845年に自分の目で見た病院の状態を次のように書いています。

　　床は普通の木材で作られている。けれども，清掃の欠如，患者が使える衛生を保つための文明の利器の欠如のために，その床は，有機物で飽和状態になっていた。洗い流しても，石けんと水とはほど遠い臭いがした。壁

と天井はごく普通のしっくいだったが，やはり…不潔なものでいっぱいだった。各大部屋の病室のいちばん端に1つだけある暖炉が，唯一の暖房だったので，冬は暖かさを保つために窓を全部閉め切っていた。病院によっては，一度に何カ月も閉め切ったままのこともあった。冬の間だけ，窓の半分に板を打ち付けている病院もあった。"気分が悪くなるほど"の臭いがこもると，壁は，水滴が流れるほどに湿り，"小さな植物"で覆われた。それに対する治療は，"擦りながら頻繁に石灰消毒をすること"だった。けれども，その仕事に従事した労働者たちは，"頻繁に重症な病気"に陥った。

ナイチンゲールは，そのようなひどい病院の看護師の労働条件について，1854年に書いた手紙に次のように記しています。

　　看護師たちは…大部屋の病室の外にある荷物置き場の囲いの中で寝た。そこは，とても騒々しく，灯りも，空気さえもないような場所だった。どんな性格の女性でもとても眠ることなどできないような場所で，夜勤看護師がとうてい休息できるような場所でもなかった。

そのようなとてもあり得ないような状態で1日中長時間働いた後で，彼女は，病院の報告書を調査し，調べたことを何冊ものノートに記していきました。病院では，ベッドのいくつかは不治の病の患者用として知られていました。彼女は，この悲惨な状態がどのように増殖していったか，そしてそれに対してどのように闘うべきかについての彼女の結論をノートに記していったのです。看護学校が存在していない時代に，どのように看護すべきかを学び，その学びのプロセスにおいて，彼女は，ヨーロッパにおける公衆衛生と衛生状態の最初のエキスパートとなっていったのです。

ナイチンゲールは，34歳までには，当時の標準を遥かに超えるスキルと知識を備えた経験豊富な看護師になっていました。彼女は結婚していませんでした。彼女の両親はそのことをとても気にしていました。以前に熱心に結婚を申し込んでくれた青年は何人もいましたが，彼女はすべて断ってしまっていたの

です。彼女のある友人が，彼女のすてきな容姿について次のように述べています。「背が高く，とてもほっそりしていて柳腰でした。髪は豊かな茶色で短く，顔色はとても繊細，灰色の目は哀愁を帯び，歯並びは完璧でした」。彼は，ナイチンゲールの笑顔はとてもすてきで可愛かったといっています。

　ロシア帝国が，大英帝国，フランス，オスマン帝国を相手に闘ったクリミア戦争は，ナイチンゲールが自分のスキルを発揮できるような危機を生みだしたのでした。不潔な間に合わせの病院で，治療，医師，食べ物の不足のせいで，何千という負傷兵が死んでいっていたのです。新聞の一面に報道されたこのような状態に，イギリスの公衆は憤慨しました。ナイチンゲールは，政府の委託を受け，負傷兵をケアするために一群の若い女性を率いてクリミア半島に行ったのでした。

　1854年，彼女の率いる40名の看護師がクリミア半島に到着しました。彼女たちが野戦病院の暗い部屋に入って目にしたのは，ぞっとするような恐ろしい光景でした。目を覆いたくなるようなひどい傷を負った青年たちが，洗浄されていないウジ虫が這い回る床に何列にもなって横たわっていたのです。ナイチンゲールはそのときの様子をノートに記しています。枕も，毛布も，傷口に当てる清潔なガーゼもありません。1000人の男たちが急性の下痢症状で苦しんでいました。差し込み式便器は20個しかありませんでした。ナイチンゲールがまず行った仕事の1つは，床を洗い流すために使う200個のたわしを購入することでした。床洗浄の掃除や病気の男たちの衣服の洗濯は，最初のうちは，彼女や他の看護師たちが自分で行っていました。ナイチンゲールは，熱心に探し回り，見つけられるところはどこからでも，毛布，薬，食べ物をかき集めてきました。「私はまるで雑貨商でした」と後に記しています。

　多くの痛ましい闘いがあり，1855年1月までには，病院に入院する負傷兵の数は1万2000人にまで増加していました。ナイチンゲールの同僚や手当てを受けた兵士たちが家族に送った手紙の中で，ナイチンゲールは死ぬほど懸命に働いていたと伝えています。食事のために座ることもなく，傷口のガーゼを替えたり，死にゆく人々のケアをしたり，1日20時間ほども働きづめだったと記しています。日によっては，1日8時間もひざまづいて傷口のガーゼ交換をしていたと言います。自分のもとに来た男たちは，決して1人で孤独のうち

に死なせたりはしないというのが彼女の鉄則でした。その冬，彼女はそのようにして2000人の死を看取りました。

「私は，看護という職業につくよう強制されたことはまったくなかった」とナイチンゲールは後に書いています。兵士たちは彼女を崇めました。医師たちは彼女に依存していました。ある看護師は，病室を彼女と見回った経験を次のように記しています。

> 私たちはゆっくりと歩きました。あたりは静まり返っていました。ひどく苦しむ人々の間から，うめきや叫び声はほとんど聞こえてきませんでした。ほの暗い灯りがそこここに灯されていました。ナイチンゲールさんは灯火を掲げていましたが，患者を覗き込むときには，その灯火を床に置きました。私は，男たちに対する彼女のマナーを尊敬していました。本当に優しく親切でした。

彼女がいたために，軍隊はののしることを止めたとも言われています。ほかの人なら押しつぶされていたかもしれない仕事ですが，彼女は，看護のかたわら管理の仕事をする余力さえももっていたのです。彼女の管理能力は並外れていたので，ほかの誰かが代わって行うことなどできなかったのです。少しでも時間があれば，兵士たちに代わって祖国への手紙を書きました。当然の帰結でしたが，やがて彼女は倒れ，2週間生死の境を彷徨っていました。彼女の献身の様子を追っていた世界中の崇拝者たちが，彼女の回復のために祈りました。彼女は，短期間で非常に多くのことを成し遂げました。特に，クリミア半島に行くことを決めた瞬間から，彼女が最も重要な目標にしたことがありました。それは，自身の職業的専門性と献身の印をはっきりと残すことによって，看護という職業のイメージを変革することでした。にもかかわらず，彼女は戦争から帰ってきた時には深い挫折感を味わっていました。なぜなら，しなければならない仕事がまだまだ山積していたからです。彼女は，病院，軍隊，公衆の世界を変革するために働く一方で，看護婦訓練学校の設立に力を注ぎました。

1　フローレンス・ナイチンゲールの『看護覚え書き』の背景　│　7

ケア提供のための体系的なアプローチ

　フローレンス・ナイチンゲールのアプローチは，常に体系的で経験的なものでした。他者が単に観察することを，彼女は，測定し，数え，順序正しくまとめ，行動のための推奨事項を添えて実効性のある結論へと統合していったのです。悲嘆は不可避なものなので，どの程度の悲嘆なら人は耐えることができるのか，どのような悲嘆から人は逃れるのか，どのような悲嘆を人はぬぐい去ろうとするのか。ナイチンゲールは，こうしたことを決めることは彼女自身のために必要だったと，ある時点で記しています。

　何冊にも及ぶ彼女の個人的な「覚え書き」を基にして，彼女は，病院改革に関する報告書を政府と公衆のためにまとめました。それは次のような書き出しで始まっていました。「病院にまず要求される事項として，『病気の人々を害するな』と明言するのはおかしな原則のように聞こえるかもしれない」。彼女は，病院での高い死亡率は不必要で回避できるものだということを納得させるために，事実と数字を駆使しました。しかし，彼女の主な関心は，依然として，看護を尊敬される，また尊敬に値する職業として確立することでした。彼女が時間を見つけては『看護覚え書き』をまとめたのは，看護婦訓練学校設立のための運動を展開している時でした。その薄い本は世間をあっと驚かせました。しかし，何よりその情報源の信頼性のために，世界中のケア提供者の間で大評判となり，それは多くの言語に翻訳されました。フローレンス・ナイチンゲールの不屈の精神が，彼女の言葉に愛情を注ぎ込みました。病気の人々は，肉体的な痛みと同じほど精神的な痛みも経験していることを忘れないようにと，ケア提供者たちに説いたのでした。彼女のその後の生活は，病気のためにどんどん隠棲の度合いを強めていきますが，それでもその余生をかけて，彼女は看護の目標を進化させ，病院と公衆衛生の改善を進めていったのでした。

　彼女の仕事は，いろいろな分野の改革者を啓発しました。赤十字の創設者でジュネーブ大会の発起人の1人であるアンリ・デュナンは，あえてそのような行動をとるように自分を啓発したのは，クリミア半島でフローレンス・ナイチンゲールが示した模範だったと語っています。それは彼の世代の多くの人々の思いを代弁したものでした。ナイチンゲールは，1910年8月13日，90歳と3

カ月でこの世を去りました。彼女は，遺書の中で葬儀は簡素にと記していました。イギリス政府はウエストミンスター寺院における国葬と埋葬とを提案したのですが，彼女の意思を尊重して，その提案は丁重に辞退されました。

疾患についての理解の変化

　疾患の原因に対するフローレンス・ナイチンゲールの洞察とその伝搬，つまり新鮮な空気，光，清潔さ，栄養の重要性の伝搬は，彼女が『看護覚え書き』を書いた1850年代の医学の状態を考えると，並外れたものでした。

　細菌やその他の微生物は，17世紀の終わりに研究者たちによって観察されていましたが，それらと病気との関連性はあまり評価されていませんでした。1796年に，牛痘ウイルスに暴露させることによって人々を天然痘から予防するという方法が開発されていましたが，それでなぜ予防できるのかということは誰にも分からなかったのです。フランスの研究者，ルイ・パスツールは，1859年に出版した論文の中で，微生物は人間や動物の多くの病気の原因かもしれないと示唆しました。これは革命的な考えでした。彼やほかの研究者たちの仕事が，彼らを疾患の病原菌論形成へと導いたのです。それは，特定の有機微生物が特定の疾患を発症させるという発見でした。この発見以前は，人々は，医療従事者たちでさえ，疾患は自然に発生するものだと一般的に考えていました。事実，医師，看護師，介護者たちは，1人の患者から別の患者へと移動する際に，自分たちが病気を伝染させているかもしれないということに気づかず，手を洗うことをしばしば怠っていました。

　ナイチンゲールが病院で働き始めた頃，医学実践と薬の革命はまだ先のことでした。彼女の探究心と方法論的アプローチが，病気の人々をケアする時に適用するごく単純な結論に彼女を導いたのでした。彼女が『看護覚え書き』の中に記した助言の多くは，現在では常識的なものに見えます。なぜなら，健康的な家屋のために彼女が提案した物差しは，空気と光へのアクセス，健全な栄養で，これらは明らかに，1859年当時と同じくらい，現在でも効果的なものだからです。しかしながら，当時は，健康と彼女が提案した物差しとの関連性は，彼女が理解したほど明らかには，人々の間で理解されていなかったのです。

ナイチンゲールは，彼女の『看護覚え書き』は，看護や看護師になるための指南書ではないと強調しています。彼女の助言は，家庭における介護者の仕事を進化させ支援することを意図したのでした。そして，その意図は，本書『現代に読み解く　ナイチンゲール・看護覚え書き』にも共有されています。ほとんどの章は，ナイチンゲールがつけたタイトルをそのまま使用しています。各章は，1859年に出版された原書からの抜粋で始まります。そして，その情報を現代にマッチするように更新して，その当時以降に獲得された知識と発展に基づいたガイダンスを提供するようにしています。介護者を支援したいという強い思いは，原著のそれとまったく変わっていません。

II 第2章 家屋の健康

　家庭でのやすらぎは，家庭がただ単に慣れ親しんだ快適な空間であるというだけでなく，それ以上のものを提供します。病気やけがをした人々にとって，強さと安全安心は維持するのがむずかしいものですが，家庭でのやすらぎは，その両方の源泉となるものです。けれども，家庭をケア提供の場所として使うにはそのための準備が必要になりますが，普通の家庭環境に必要な変更を加えれば，ケア提供者（以下「介護者*1」と表記する）の仕事をやりやすいものにしたり，患者に利益をもたらすものにしたりすることが可能です。かつてフローレンス・ナイチンゲールは，家庭をケア提供に適した場とするための基本的ステップを提案しました。そして，それは今日でも十分適用可能なものです。本章も，本書の他の章と同じように，まずナイチンゲールの原著1859年版からの抜粋で始めることにします。

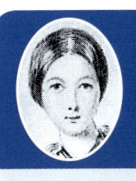

看護覚え書き
フローレンス・ナイチンゲール

家屋の健康を確保するにあたって，次の五つが重要である。家はこれらが

---

　　*1　本書が主な読者対象としているのは在宅のケアギバー（caregiver）である。caregiver は「ケア提供者」と訳され，その意味するところは広範だが，本書で意味するのは，主として在宅で愛する人に介護を提供する家族や友人たちである。そのため本書では，以下の全文を通じて caregiver を「介護者」と訳出している。

揃っていなければ健康的ではあり得ない。そして家はこれらの不足の程度に比例して非健康的となろう。

●清浄な空気

　構造の悪い病院が病人に悪い影響を与えるのと同じように，構造の悪い家屋は健康な人に悪い影響を与える。家のなかの空気がよどんで動かないようにするだけで，病気は必ず発生する。

●清浄な水

　衛生の改善に努力した人々のおかげで，清浄な水が以前よりずっと広範囲に住宅に引かれている。これが改善されたのは大変よかった。しかしわが国の多くの地域では，今でも非常に汚れた井戸水が家事に使われている。そしてひとたび伝染病が発生すると，このような水を使っている人たちは必ずといっていいほど罹患する。

●排水

　水洗便所や流し，格子蓋のついた下水溝からの排水管が臭気止め[†1]なしに下水本管に直接通じているような家は決して衛生的ではあり得ない。臭気止めのない流しが，立派な邸宅の住人の間に熱病や膿血症を広めることはいつでも起こり得る。

●清潔

　あなたの家の内と外が清潔でなければ，換気はあまり役に立たない。窓の下にこやしの山があっては家のなかの空気を清浄に保つことはできはしない。ごみを積み上げておくこと以外にも，家のなかに不潔なものをもっている場合はいくらでもある。何年も経った古い壁紙の壁，汚れたカーペット，手入れをしていない家具などは，まるで地下室にこやしの山を置いているのと同じように，いつも空気を汚すものの発生源なのである。

---

†1　Ｕ字管。Ｕ字型排水パイプを使った水洗便所は18世紀末に発明された。

●**健康と回復に不可欠な光**

　暗い家は必ず不健康な家であり，必ず外気が入らない家であり，必ず不潔な家である。暗い家では人々は健康を損ない，病気になったときも，その家のなかでは再び健康になることはできない。

　病人が新鮮な空気の次に必要とするのは光であること，そして病人を最も害するのは閉めきった部屋の次に暗い部屋であること，これは病人についての私のすべての経験の絶対的な成果である。

　そして彼らが求めるのはただの光ではなく直射日光であることもそうである。私にもし体力があれば，日光の射さなくなった部屋に患者をそのまま置いておかないで，状況が許すならば，太陽を追いかけて陽の射す部屋に患者を動かしてまわりたかったほどである。人々はその効果は気分だけに及ぶと考える。それは決してそうではない。太陽は画家であるだけではなく彫刻家でもある。

　科学的な説明をつけなくとも，私たちは光が人間の身体にも同じように現実で明白な効果を及ぼすことを認めなければならない。しかしそれだけではない。光が，それも特に直射日光がもつ部屋の空気の浄化効果に気づいていない人がいるだろうか。

　病気の手当てをするにあたっては，部屋の気持よさと光の有用性がこの上なく重要である。

●**部屋の向きと眺望と日光が病人にとって最も重要**

　健康な人が眠るときには，ベッドからの眺めがどうかはたいして問題にはならない。彼は眠っている間，それも夜の間しかベッドのなかにはいないはずだ。しかし病人の場合，彼らがベッドから起き出している時間があなたがベッドに入っている時間と同じくらい長いということはまずないが，事情は全く逆である。したがって，彼らがベッドのなかで身を起こしたり身体の向きを変えたりしなくてもベッドから窓の外を見ることができること，そしてもしあなたが彼に他に何も見せることができなくても彼らがせめて空と日光を見ることができること，それは回復のために何よりも重要なことだとは言わないまでもそれに非常に近いものであると私は断言する。だから，あなたはまず第一に病人

のベッドの位置に気をつけるべきである。病人が一つの窓からだけではなく二つの窓から外を見ることができればなおよい。朝の太陽と真昼の太陽——彼らがまず起き上がっていることのない時間帯——は，もし選ぶとすれば，午後の太陽より彼らにとってずっと重要である。たぶんあなたは午後には患者たちをベッドから連れ出して窓の傍に座らせることができ，彼らはそこで太陽を見ることができる。しかし最善のやり方は，太陽が昇った瞬間から沈む瞬間まで患者たちに直接の日光を可能であれば与えることである。

　寝室と病室のもう一つの大きな違いは，眠るだけの人の場合，彼の寝室が一日中然るべく開け放たれていたならば，彼が夜間眠りにつくときははじめから室内に大量の新鮮な空気が残っているのに対して，病人の場合はそれがない。なぜならば，彼は一日中同じ部屋の空気を呼吸し自分自身からの発散物でその空気を汚しているからだ。したがって病室では常に換気を続けるようにいっそうの注意が必要である。

●感染

　私たちは，ふつうの言葉で"感染"と呼ばれているところのものを忘れてはならない。人々はだいたいにおいてこのことをひどく恐れるあまり，感染という点からすれば本来してはいけないまさにそのことを行っている。天然痘ほど伝染しやすい，あるいは接触感染しやすい病気はないと考えられてきた。そして人々はつい最近まで，患者を厚い寝具でくるみ，一方では暖炉には火をさかんに燃やし，窓は閉めきっているのが常であった。天然痘はこの養生法のもとでは当然ながら非常に"伝染しやすい"。今では人々はこの病気の管理に関して少しは賢くなっている。彼らは患者にもっと軽いものを掛けて窓は開けておくことに踏み切ったし，天然痘の"伝染"についても以前ほど耳に入ることはなくなった。しかし今日の人々は，熱病における"感染"の問題——猩紅熱，麻疹，その他——について，彼らの祖先が天然痘に対して行動したよりもっと賢明に行動しているであろうか。"感染"についての一般の考えには，人々は患者よりも自分自身のほうをより大事にすべきだということが含まれているのではなかろうか。

　真の看護は，感染はそれを予防すること以外は顧みない。真の看護婦が問い

かけ，あるいは必要としている唯一の防御策は，清潔さ，開け放たれた窓からの新鮮な空気，そして患者への絶え間ない気遣いである。

●どの寝室も空気が汚れている

　人の身体は健康なときでさえも，眠っている間は，起きている間よりも汚れた空気の影響でひどく害される。それならばあなたがたはなぜ，自分が眠る部屋の空気を夜の間もずっと屋外の空気と同じくらい清浄に保つことができないのか。しかしそのためには，あなたがたは自分自身がつくり出す汚れた空気のための十分な出口と，外からの清浄な空気が入ってくるための十分な入口を用意していなければならない。開いた煙突，開いた窓あるいは通風口がなければならない。ベッドのまわりにぴったり閉じるカーテンはいらない。窓のよろい戸やカーテン，あなた自身の健康を害したり，病気の回復の見込みをなくさせてしまうようなそのほかのどんな細工もいらない。

　そこで，部屋にはできればいつも外からの空気を入れなさい。窓は開けるためにあり，ドアは，閉めるためにある——これは非常に理解しにくいように思える一つの真実である。ある注意深い看護婦が自分の患者の部屋の換気をするのにドアを開けているのを私は見たことがあるが，そのドアの近くには，2基のガス燈（1基で約11人の男性が消費する空気を使う），調理場，廊下があった。そこの空気は，ガスや塗料の臭いや悪臭に満ち汚れていて，入れ換えられたこともないし，置き場所の悪い流しから上がる下水の臭いもまじり，それがちょうどそこにある階段を伝い絶えず昇ってきて，患者の部屋に流れ込む。その部屋を換気するためには，部屋の窓さえ開けられていればそれでよかったのだ。どの部屋も屋外から空気を取り入れなければならない——どの通路もそうすべきである。

●病室のなかで湿ったものを乾かすことについて

　看護婦の第一の目的は患者が吸う空気を屋外の空気と同じに清浄に保つことでなければならないという原則を定めるにあたっては，部屋のなかで悪臭を出し得るものは，患者は別として，そのすべてが患者が呼吸する空気に蒸気を発散している，ということを忘れてはならない。したがって部屋には，悪い空気

や湿気を放出し得るものは，患者は別として，何も置いてはいけない。部屋の中で乾いていく湿ったタオルそのほかすべてのものから出た湿気は，もちろん患者が呼吸する空気に混じる。ところがこの"もちろん"のことが，あたかも時代遅れの作り話ででもあるかのように少しも考慮されていないようだ。患者の部屋ではどんなものも乾かしてはならないこと，そして患者の部屋の暖炉ではどんなものも煮炊きしてはならないことを認識して励行している看護婦がなんと少ないことか。とはいえ，その場の状況がこの決まりを守るのを不可能にしている場合も確かに多い。

　看護婦が非常に気が利く人であると，患者が部屋から出なくてもベッドから離れていれば，彼のベッドを空気にさらすために，シーツをはねて上掛けを裾のほうに寄せるだろう。そして濡れたタオルやフランネルは乾かすためにタオル掛けに入念に広げるだろう。

●排泄物の臭気

　人は健康なときでさえ，自分たちが暮らしている空間の空気をくり返し呼吸していて無事でいられるわけはない。なぜならばそこの空気は，肺や皮膚から出る健康に害のある物質で満たされているからである。身体から出されるすべてのものが非常に有害で危険である病気の場合は，臭気を追い出すために十分に換気しなければならないだけでなく，患者が排泄するものすべては病人からの発散物よりも有毒なので，すぐ持ち出されなければならない。

●蓋のない室内用便器

　蓋のない室内用便器の使用は，病人の間でも健康人の間でもいっさい廃止されるべきである。この絶対的決まりの必要性は，蓋のある便器を持ってきてその蓋の裏側を調べればたやすく確信できよう。便器が空でなければ，蓋の裏側にはいつでも有害な湿気が水滴となって付着しているのがわかるだろう。もし蓋がなければ，その湿気はどこへ行くだろうか？

　病人用の便器に適している材質は，陶器，あるいは木材であればよく磨いてワニスを塗ったものだけである。周囲を閉じたスツール式の，古くさい不快わまりない便器のあの蓋こそは，まるで疾病を発生させるためにあるようなも

のだ。蓋には悪い物質が浸み込むので，それを取り除くためにはごしごし洗うよりほかない。陶器の蓋のほうが常により清潔だから私はこのほうを好む。しかし今は新しい様式のものがいろいろある。

●燻蒸剤

　空気を清浄にするために，燻蒸剤，"消毒剤"，その他類似のものに依存する人があってはならない。除去されるべきは不快な物質であってその臭いではない。高名な医師がある日講演でこう切り出した。「諸君，燻蒸剤とはこの上もなく重要なものであります。けだし，これらは不快きわまりない臭いを発しますので，否が応でも諸君に窓を開けさせるからであります」。私は発明されたすべての消毒剤がこのような"不快きわまりない臭い"を発して，新鮮な空気を入れさせるものであればよかったと思う。それはそれで有益な発明だろう。

住まいを準備する

　病気や衰弱，障がいの程度に合わせて家庭内の環境に手を加えることは，患者にも介護者にも利点があります。それぞれの状況によって取るべき具体的な対策は違ってきますが，ほとんどの家庭環境に当てはまる基本的なアプローチがいくつかあります。患者が生活し動き回る家庭内の環境は，できる限り安全で，衛生的で，居心地のよいものでなければなりません。

　一般的な規則として，患者の生活空間は一つの階に限定すべきでしょう。家具は必要最低限とし，患者の使い勝手がいいように配置します。患者が動きやすく利用しやすいように，いったん配置を決めたら，患者に相談せずに勝手に家具を移動したりしないように気をつけましょう。また，より大きな身体的な支えが必要と思われる場所，とくに階段には手すりをつけることを考えてみてください。視力が衰えている患者には，照明やコントラストがはっきりした色彩を生活空間に取り入れると，移動する際に障害物を避ける助けになります。繰り返しますが，このような工夫を施す場合，そうした工夫が患者にとって効

果的なものとなるように，必ず患者に相談してから行なうようにしましょう。

　患者に喘息や肺気腫，気管支炎など呼吸器系の症状がある場合には，住まいを快適にするために特別な対策が必要です。エアコンや加湿器の使用は，多くのメリットがあります。けれども，これら機器のダクトや吹き出し口，フィルターは，患者の症状を悪化させないように，定期的に掃除しておくことが重要です。もうひとつ，明らかに避けなければならないのが，訪問者の喫煙によるタバコの煙です。また，ウールの毛布や衣類も使用しない方がよいでしょう。床の敷物も，タイルなどの滑らかな床面より掃除が難しく，その上，滑ったり転んだりの原因ともなるので取り除きましょう。

　住まいは，患者の体温を正常の範囲に保てるように整えられるべきです。エアコンや扇風機の利用や，患者が着る衣類によっても調整できます。健康な人なら部屋の不快な寒さ・暑さを避けるために，移動したり，部屋を出たり入ったりすることができます。でも，病気は，この自由を制限します。その結果，患者は，環境を調節してくれる人のなすがままと感じることがあります。冷たい風が吹き抜ける空間，寒い空間，湿気の多い空間，暖房が強すぎる空間で過ごすことにより，身体的だけでなく精神的にも参ってしまう可能性もあります。患者の病気や症状によって，暑さ・寒さの感じ方は変わってきます。介護者にとって快適な部屋が，必ずしも患者にとっても快適だとは限りません。患者の中には不満を言っているように思われたくないと考える人もいますが，介護者は，このことについて患者と躊躇（ちゅうちょ）なく話し合うべきです。最善のアプローチは，使う患者にとってできる限り気持ちよく実用的で快適な家や部屋にすることだ，ということを介護者は心に留めていなければなりません。

寝室

　寝室は，長期間にわたって患者の世界の中心であると同時に，世界の限界でもあります。患者が好む模様替えや装飾を行なって，可能な限り明るく，気分が晴れるようなものにしましょう（図2-1）。そこは，介護者の仕事の多くがなされる場所でもありますので，仕事がしやすいように整理整頓されることも必要です。寝室を親しみのある快適な場所にするために，介護者は，患者とよく相談すべきです。たとえば，アートや家族の写真をよく見えるところに置く

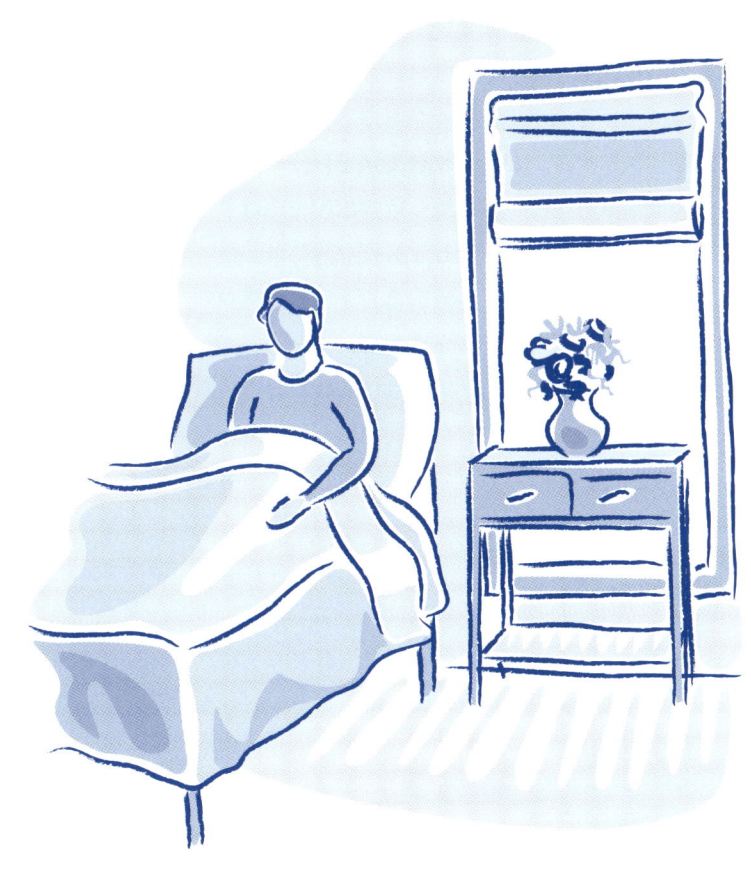

図2-1
理想的には，寝室はできるだけ明るく気分が晴れるような感じに整え，ベッドはできれば窓辺に置く

など，"個人的な趣"を加えます。ただし，動きに制限が加えられたり，動きにくかったりすることがないように，部屋の中に物をごたごた置きすぎないように気をつけてください。窓やドアから，新鮮な空気が十分入ってくるようにすることも大切です。暖房やエアコンを調節するリモコンも，手の届きやすいところに置くようにします。

　ベッドやマットレスはしっかりしたもので，介護者の手がどちら側からも患者に届くように幅の広すぎないものでなければなりません。ベッドは，できれば窓際の，周囲に何もない空間に置きます。ベッドは寄りかかっても動かな

2　家屋の健康　19

いほどしっかりしたものにします。ベッドの脇に丈夫な椅子かテーブルを置くと，患者の寝起きを介助するときに役立ちます。場合によっては，特別な調整機能付きのベッドを入手する必要があるかもしれませんし，特別の器具が必要になるかもしれません。これについてはまた後で説明します。

　部屋は，できるだけ陽が多く差し込む部屋を用意します。健康と患者の気持ち，両方の理由からです。ただし，必要な時には部屋を暗くできるように，ブラインドやロールスクリーンを備えましょう。可能なら，介護者がいないときでも，患者自身が操作できるようにしておくとよいでしょう。

　部屋のしつらえを補うさまざまな近代的な器具・装置が出回っています。そうした器具・装置は，患者の安全・安心感を増し，介護者の仕事もやりやすくしてくれます。たとえば，部屋の外から患者の様子をモニターできる電子機器があれば，部屋に出入りして患者の眠りを妨げることがありません。このような機器が役立つ場合もあるでしょう。また，1つの部屋で過ごす長い時間も，患者の好みに応じた本や雑誌を室内に置いておけば，少しは過ごしやすくなるかもしれません。患者の症状によっては，リモコン付きのテレビを備えてもいいでしょう。患者はラジオを聴くのを楽しむかもしれません。これもできればリモコン付きがいいでしょう。コンピュータを操作できるような身体的状態の場合は，インターネットと電子メールにアクセスできるパソコンを備えつけるかノートタイプのパソコンを準備したらいいでしょう。

　電話は，患者が友人や家族など，外部の人たちとのつながりを保つ主な手段になることが多いものです。可能であれば，持ち運び可能な携帯電話かワイヤレス電話を使います。また，たとえば，2つ目をトイレに置くなど，患者の生活空間に複数の子機を備えるようにしておくといいでしょう。また，個人的な電話番号や緊急時連絡先の電話番号リストを準備して，患者と介護者の両方が使えるようにしておきます。特に重要な番号は，短縮ダイヤルとして電話のメモリーに入れておくと，ワンプッシュで使えるので便利でしょう。

浴室

　患者がベッドから浴室まで移動する通路はできるだけ直通で，周りに障害物が一切ないようにします。洗面台と浴槽には，使いやすい位置に，患者の身体

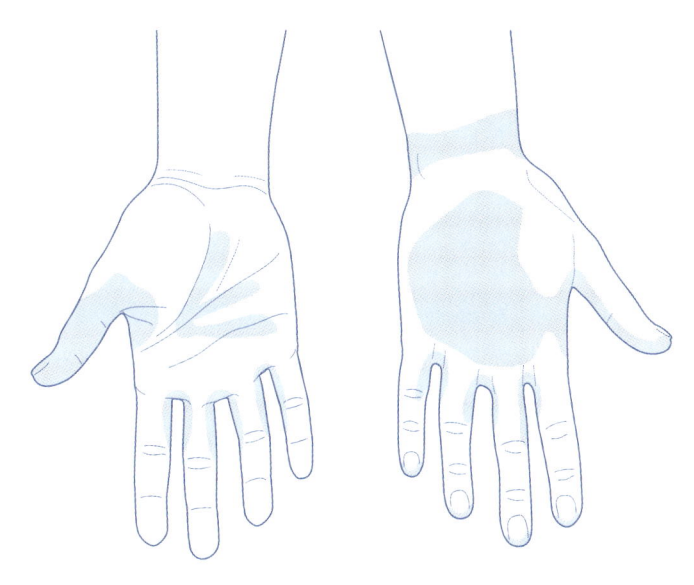

図 2-2
手の中でも感染が集中しやすい部分

の状態やサイズに合った手すりか握りを取り付けます。患者の状態によっては，浴室のドアの鍵は取り外しておいた方がよいかもしれません。

　シャワーの場合，シャワー室までの移動がスムーズにできるよう整えます。患者の状態によっては，割れる可能性のあるガラスの扉よりもビニールのシャワーカーテンにした方がよい場合もあります。シャワー室にも，握りを取り付ける必要があります。浴室内やバスタブ内に敷くマットは，滑らない物を選び，定期的に掃除と取り換えを行ないます。

手洗い

　患者の生活空間において，感染のリスクを減少させる最も効果的な方法のひとつが，頻繁な手洗いです。病原体に汚染された手は，患者と介護者にとって脅威です。同時に，患者や介護者が手を通じて接触した家族や友人に対する脅威ともなります。

　手洗いは，いくつかの簡単な手順で，すばやく効果的に行なうことができます。手の殺菌に非常に有効な液体状の製品も販売されています。そのような製

品を身近に置き，患者自身を含むすべての人にそれを使うように勧めましょう。

そのような製品がない場合，お湯を使うのが手洗いには最適です。お湯は皮膚の毛穴を開き，微生物が除去されます。手洗いについては，第6章でより詳しく扱います。

医療機器・器具

介護を行うことは身体的に大きな負担になりがちですが，最新の機器・器具を使用することにより負担を減らすことが可能です。障がいのある患者，判断能力のない患者，特別なニーズがある患者をケアするさまざまな状況に対応するために，さまざまな医療機器・器具が開発されています。介護者としての作業を容易にし，患者の健康・移動能力・気分を改善するために，どんな機器や器具が利用可能なのか，看護師または医師に相談してみるといいでしょう。たとえば，そうした機器・器具には，車椅子，ベッドから患者を持ち上げるリフト，ベッド上での移動介助器具，ベッド上便器，機械式または電動式の椅子，ポータブル便器，風呂用ベンチ，ベッド用テーブル，歩行器，杖，松葉杖などがあります。これらの機器・器具の多くは，患者の自立感覚を高め，介護者の安全・安心の確保に役立ちます。

家庭用救急箱

介護者が患者のために行う日々の活動は，慎重に計画されており，反復的な活動も多くあります。しかし，極めて整備された環境であってさえも，事故は起こるものです。深刻な事故の場合には，すぐに専門家の助けを求めることが，いちばん確実です。けれども，普段救急箱にあるような医療用品を使用して，介護者が緊急の手当てを行なわければならない状況もあります。市場では多様な救急セットが販売されていますが，具体的な状況や患者の状態に合った一式をそろえておくのが最善でしょう。救急箱は，緊急時に誰でもすぐに中身が確認でき使用できるように整理しておきます。基本的なものとしては以下を用意しておくといいでしょう。

- 救急箱の中身の一覧表
- 患者が服用している医薬品の一覧
- 色々なサイズと用途の救急バンソウコウ
- 切り傷や擦り傷を洗浄する消毒液
- 抗生剤入り軟膏
- 使い捨て手袋
- 洗眼用カップと眼帯
- マスク
- ガーゼ包帯と滅菌ガーゼ包帯
- 伸縮包帯
- ハサミ
- ピンセット
- 針
- 体温計
- 舌圧子

　用具一式は，見つけやすく必要な場所に運んで開けられるように，箱または丈夫で柔軟性のあるカバンに入れて整理します。そして，寝室か浴室の見やすい場所に置いておきます。患者自身にも，救急箱の中身とその置き場所をよく知らせておく必要があります。また，通常の介護者に代わってケアをする人に，介護者が指示を残す場合には，救急箱についての情報も必ず伝えておきましょう。

III 第3章 ちょっとした管理

　フローレンス・ナイチンゲールの看護，そして人生全般に関するアプローチは，洞察力のある計画と良い管理—彼女はそれを"責任をもって担当する"ことと呼んでいましたが—に基づいていました。原著『看護覚え書き』(1859年)では，このことは"ちょっとした管理"という章にまとめられました。ちょっとした管理とは，ケアが効率的に一貫性をもって確実に提供されるような詳細に関する整理ととりまとめを意味します。彼女が助言で焦点を当てたのは，ケアの最も重要な面についてでしたが，彼女は，実際的なケアだけでなく，患者の精神面を理解する必要性についても，自分の長い経験から学んだことを読者に伝えました。なぜなら，それに気づくことによって，介護者がケアの二次的側面に注意を払うことができるようになると考えたからです。そして，そのケアの二次的側面が，患者の心身の健康と回復に貢献するだろうと考えたからです。そのちょっとした管理とは，患者の状態によって，寝室を花や植物で飾るということや，ペットが患者にとってどれほど慰めになるかを認識することだったりするわけです。彼女は，また，介護者は，介護から解放される定期的な休息の期間を事前に予測することが必要だと強調しました。そうした休息は，他者に自分の責任を引き受けてもらうように計画することによって可能になるのです。重ねて述べますが，それには，代替の人が，その患者のケア計画のあらゆる重要な側面に対する責任を，確実に引き受けることができるような計画が必要です。ケア計画は，新薬や新しい治療法の出現のために，よりいっそう重要なものになっています。ケア計画の作成は，ケアプログラムをうまく展開させるための最初の，そして不可欠なステップなのです。このことについて，この現代版のこの章で，これからお話しすることにします。

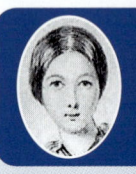

看護覚え書き
フローレンス・ナイチンゲール

　これらの覚え書きに詳しく述べられているようなよい看護を行っても，その結果のすべてが，一つの欠陥，すなわちちょっとした管理が行われていないことによって台無しになったり，まったく無効になったりするかもしれない。換言すれば，あなたがその場にいるときにあなたがすることが，あなたがその場にいないときにもなされるようにするためにはどのように管理すべきかがわからない，という欠陥である。非常に忠実な友人あるいは看護婦がいつもそこにいるというわけにはいかない。またそういう人がいつもいるべきだとすることも好ましいことではない。そしてその人が自分の健康もその他の任務もすべて投げうったとしても，ちょっとした管理ができていないことで，彼女の半分も忠実ではなくても自分を何人にも増やす術を知っている別の看護婦と比べればその半分も能率があがらないかもしれない——つまり，忠実な最初の看護婦の患者は二番目の看護婦の患者ほどには十分に世話をしてもらえないだろう。

　病人を受け持っている人に，どのように管理するかを書物で教えることは，どのように看護するかを書物で教えるのと同じように不可能である。状況はそれぞれの場合によって異ならざるを得ない。しかし，彼女に自分で考えるよう強く求めること，それは可能である。さて私がいない間に何が起こるか。私は火曜日はどうしても出かけねばならない。しかし私の患者にとって新鮮な空気，あるいは決められた時間を守ることは，月曜日に重要であったと同じように火曜日にも重要である。あるいは別の場合，私は午後10時になると患者に付き添うことができないけれども，その患者にとって安静が10時5分前に重要であったのなら，10時にもやはりそれは重要なことである。

　奇妙に思えるだろうが，このように明白なことを考えられる人は比較的少ないし，あるいはたとえ考えがそこに及んでも，それはせいぜい，あの忠実な友人あるいは看護婦が，数時間あるいは数分間自分の患者の傍を離れて来てくれるようにするだけであって，彼女の患者にたとえ1分でも1時間でも彼女の看護の非常に重要な部分が欠けることのないように手配することではないの

だ。

●手紙や伝言を届けることと届けないこと

　心をかき乱す手紙や伝言が届けられ，重要な手紙や伝言が届けられないことがある。患者にとって会うことが重要な人が面会を断られ，会わないでいることのほうがもっと重要だという人が面会を許されることがある——これは責任者が"自分がそこにいないときに何がなされるか"という疑問をもったことがないためである。

　とにかく，間違いなく言えることは，一人の看護婦が患者に付き添い，ドアを開け，自分も食事をとり，伝言を受けることまですべて同時にはやりおおせないということである。にもかかわらず，責任者がこれは不可能だときちんと受け止めているとは決して思えない。そのうえ，この不可能なことを無理してでもしようという行為が何よりも，気の毒な患者のあせりと不安を高めるのだ。

　あなた自身が"いつも取り継ぐ"というような中途半端なやり方は，患者の不安を軽くするどころかえって大きくする。なぜならばこれはしょせん中途半端でしかないはずだ。あなたが覚えていなくても，患者はあれもこれも忘れていないことを誰も考えない。患者は，面会人や手紙が来るかどうかを考えなければならないだけでなく，それが来るかもしれないちょうどその日その時刻にあなたが取り継いでくれるかどうかも考えなければならない。だから，あなた自身が"取り継ぐ"という中途半端なやり方は，患者によけいな心配をさせるだけである。ところが，あなたがそこにいてもいなくてもそれが必ずなされるようにあなたが手配できれば，患者はそのことをまったく考えなくてよい。

　これらの理由から，責任者が管理の精神をもっていないかぎり，患者は自分でできることは自分でしたほうが心配が少なくてよい。

　患者にとってはどんな苦労にもまして，不安をもつ，あてにならない，待つ，期待する，不意をつかれるおそれがあることが害となる。患者は敵と四六時中顔をつき合わせており，内面ではその敵と格闘し，その敵と想像上の長い会話をしていることを忘れないでほしい。ところがあなたは何かほかのことを考えている。「患者からその敵を早急に追い出す」のが病人についての第一の

決まりである。

　同じ理由から，あなたが外出するときは，それが1日であろうと1時間あるいは10分であろうと，あなたがいつ出かけていつ帰るかを患者にいつも知らせなさい，前もって知らせておきなさい。たぶんあなたは，患者があなたが出かけることを全然知らなければそのほうがよい，あなた自身を患者にとって"あまりにも重要な"人にしないほうが彼のためだ，という気持なのだろう。あるいはまた，あなたは患者に一時の別れの苦痛あるいは不安を与えるのがしのびない。

　そのようなことはまったくない。あなたは出かけなければならない，と仮定しよう。健康あるいは職務がそれを必要としている。それならば患者に隠し立てせずにそう言いなさい。もしあなたが患者の知らないうちに外出して，彼がそれに気づいたならば，彼はあなたに頼っている物事があなたの留守中に行われるのかどうか安心できなくなるだろう。そして彼はたぶん十中九まで正しい。もしあなたがいつ戻るかを患者に知らせずに出かけるとすると，彼はあなたにも関係ある，あるいはあなたが彼のためにしている物事に関して，どんな処置を講じることも用心をすることもできない。

　多くの生命が失われる施設においては，管理がこのように欠如していればその影響が大きく歴然と出るだろうから，個人の家におけるよりはこのような問題が少ない。しかしいずれにおいても，責任を引き受けた者は誰でも，（この当然なことを私自身がいつもするにはどうしたらよいのか，ではなく）この当然なことがいつもなされているようにするために私はどのような手段を講じたらよいか，という単純な疑問をいつも頭に入れておくがよい。そして，彼女が不在であったために何か不都合が起きたとき，そしてその不在がきわめて当然のものであったと仮定して，彼女が自分に問うべきことはやはり，（このような不在を今後しないようにするために私はどんな手段を講じたらよいのか，ではない。それは可能でもなければ，好ましくもない）私の不在から何か不都合が起こらないようにするのに私はどのような手段を講じたらよいのか，である。

●"責任をもつ"とはどういうことか

　重大なことについても些細なことについても，"責任"者とは何かを理解している男性はあるいは女性でさえも非常に少ない。"責任"をどのように遂行するかを知るという意味である。最も大きな惨事から最も小さな事故に至るまで，その結果をもたらした原因を追跡していくと，"責任をもつ"人がいなかった，あるいはそういう人がいても"責任をもつ"にはどうするのかを何も知らなかったということにたどりつく（あるいは，**たどりつけなかった**）場合が多い。"責任をもつ"とは，あなた自身が適切な処置をとるだけではなく，ほかの誰もがそうするよう見届けること，そして誰も故意にせよ知らずにせよ，このような処置を妨害したり阻止することがないように見届けることである。それはあらゆることをあなた自身がすることでもなければ，たくさんの人々をそれぞれの任務に割り当てるということでもない，一人一人が自分に割り当てられた任務を行うのを確実にすることである。

　さらに，責任をもつ人たちは，彼らが"いなくなるとみんなが困る"だろうとか，彼らの配備，システム，帳簿，会計その他は自分たちをおいて他にわかる人，あるいは実施する人がいないと考えて自慢に思うらしい場合がよくある。私が思うに，備品や戸棚，帳簿，会計その他を管理するにあたって，誰もがそれを理解して継続できるような方式を進めることこそ自慢にできる――自分が不在のときや病気のときはあらゆることをほかの人たちに引き渡して，すべてがいつものように進められ，誰かがいなくて困るということが決してないようにすることである。

●物音

　不必要な物音，あるいは心に期待を抱かせる物音が，患者に害を与える。病人に悪い影響を与えると思われるのが，耳の器官自体への影響としての音の大きさである場合は少ない。患者は，病室のドアの向こうでの話し合いとか，ましてやひそひそ話は，特にそれが聞き慣れた声であれば我慢できないが，例えば家のすぐ傍に足場を組むことなどにはおおむねよく耐える。患者によっては，特に軽い脳震盪（のうしんとう）その他の脳障害があると，ただの物音でも悪い影響を与えることが確かにある。しかしこれらの人たちの場合も他のすべての病人たちの

場合と同様に，断続的な物音，あるいは突然の鋭い物音のほうが，継続的な物音よりもずっと大きな影響を与える——振動のある衝撃音のほうがそうでない音よりも大きな影響を与える。ひとつあなたがたが確信してよいことは，患者を眠りから突然に覚まさせるようなことはどれも，どんなに大きな継続的な音にもまして，患者をひどく興奮させ，より深刻で長い期間にわたる害を加えることである。

●眠りについたばかりの患者を目覚めさせてはならない

　眠っている患者を故意にしろ誤りにしろ決して目覚めさせてはならない，ということがあらゆるよい看護の必要条件である。眠りについたところを起こされた患者は，もう眠れなくなること必定である。患者は，2，3時間眠ったあとで目覚めさせられたときのほうが2，3分眠ったあとのときよりも，再び入眠しやすいらしいというのは，奇妙ではあるが理解できる事実である。というのは，脳の刺激感応性と同様に，痛みはそれ自身を永続させ増強する。もし睡眠中に痛みが一時止まったか落ち着いたとしたら，あなたは単なる一時的休止以上のものを得たことになる。痛みの再発とそれが元と同じ強さで起こるというその両方の公算が小さくなるだろう。一方，睡眠が不足するとこの両方の公算は甚だしく大きくなるだろう。睡眠が非常に重要であるという理由はこれである。寝入りばなを起こされた患者は，睡眠を失うだけではなく，眠る力も失うという理由はこれである。健康な人は昼間眠ってしまうと夜は眠れないだろう。しかし病人一般についてはこれがまったく逆であり，病人は眠れば眠るほどよく眠れるようになる。

●期待をかきたてる物音

　患者の部屋に接した部屋あるいは廊下で長話をするような友人や医師の思いやりのなさ（それはまったく故意ではなくともひどい仕打ちになる）に私はたびたび驚かされてきた。患者はその人たちが部屋に入ってくるのを今か今かと待っているか，あるいは，自分が会ったばかりの人たちが自分のことを話しているのを知っている。もし気立てのよい患者であれば，自分の注意をほかのことに集中させて聞き耳を立てないようにしようとするので，それが事態をいっ

そう悪くする。というのは，そのときの患者の気持の緊張と彼がはらう努力は大変なもので，その数時間後に彼の容態が悪くなっていなければなによりである。もしそれが患者がいる同じ部屋でのひそひそ話であるとすれば，それはあまりにも残酷である。なぜならば，患者が思わず知らずそれを聞こうとして緊張するのはよくないと言っても無理だからである。しのび足で歩いたり，室内で何かを非常にゆっくりすることも，まったく同じ理由から有害である。しっかりした軽やかな速い足どり，落ち着いててきぱきした手さばきこそが最も求められるものであり，ゆっくりとためらうようなすり足やおずおずした頼りなげな手つきはいけない。ゆっくりしていることが優しいのではないのに，そのように誤って考えられている場合が多い。てきぱきしていること，軽快であること，優しいこと，それらは互いに矛盾しない。さて話を戻して，廊下にいる人たちの声を聞きつけて彼らが入ってくる気配に耳をそばだてている熱病患者たちの緊張した姿と狂わんばかりの眼を，看護婦たちは気づいて知っているし，またそうでなくてはならないが，友人や医師たちが同じようにそれらの様子を注意して見たならば，このような期待あるいは心のいらだちを生み出させるような危険をおかすことを二度としないだろう。このような不必要な物音は確かに多くの患者に，譫妄状態を誘発しあるいはそれを悪化させてきた。私はそのような場合をいくつか知っている――

●あるいはドアのすぐ向こうで

　もう一つのよくある原因は言うまでもないことだが，医者あるいは友人が面会のあと，患者の傍を離れて患者の部屋のドアのすぐ外あるいは隣室の，患者に聞こえる範囲あるいは患者にそれとさとられるようなところで，面会の結果についての自分の意見を友人たちに伝えること，これは最悪である。

●女性の衣服の音

　"女性の""特別な価値，そして一般的主義主張の唱道"について，女性のペンが絶えず私たちに熱心に語りかけているという時代であるのに，女性の衣服が彼らのどんな"活動"にもだんだん適さなくなっていく，あるいはまったく役に立たなくなっていくのを見るのは驚くべきことだと私は思う。それはあら

ゆるロマンティックな目的にも，あらゆる家事上の目的にも等しく適さないものである。今では，病室では女性よりも男性のほうがずっと使いやすいし，気にならない存在である。この頃では，どの女性もその衣服にしばられて，すり足かよたよた足で歩く。だから病室の床を揺るがさないで部屋の向こうまで歩けるのはなんと男性だけである。私たちがずっと求めてきた女性の軽い足どり，しっかりと軽やかですばやい足どりはどうなるのだろう。

　さて不必要な物音とは，病気の人にも健康人にも与えうる最も残酷な気配りの欠如である。というのは，健康人とてまったく同じ理由から苦しむのだが，今までのすべての見解では，その苦しみの度合いが大きい病人だけが言及されている。（たとえかすかであっても）不必要な物音は，（もっと大きな）必要な物音よりも病人にいっそうの害を与える。

●衣擦れの音をさせて歩く看護婦への患者の反感

　不可思議な親近感と嫌悪感についての主義主張は，そのすべてとは言わないまでも大部分は，煎じ詰めればこれらのことへの注意がはらわれているかいないかに帰着することがわかる。衣擦れの音をさせて歩く看護婦（看護を職業としている人もそうでない人も含めて私は言っている）は，患者にとってはおそらく自分でもなぜかわからないながらも恐怖である。絹やクリノリンスカート[†1]のさらさらする音，鍵束のがちゃがちゃする音，コルセットや靴のきしむ音は，世界中のあらゆる薬が患者にもたらす益よりも大きな害を患者に与えるだろう。女性のひっそりした足どり，音もしない優美なひだの服というのは，今日では単なる比喩的表現でしかない。女性のスカート（それが家具のどれかを引っかけて倒しでもしなければいいが）は，彼女が動くときに，少なくとも室内のすべてのものをかすることになる。

　さらに，ドアを開けるたびにあらゆるものをがたがたさせずにはおかない看護婦がいる。あるいは不必要にたびたびドアを開ける。それは彼女が一度で持ってこられるはずのものをすべて覚えておかないためである。よい看護婦

---

　　†1　crinoline　馬の毛を入れて織った堅い芯地や針金，鯨骨などを用いて張りをもたせたペチコート。あるいはそれで膨らませたスカート。1850年代から60年代にかけて大流行した。

は，いつも自分の患者の部屋でドアや窓がガタガタいったりきしんだりすることがないように，そして開けられた窓から入る風がどう変わってもブラインドやカーテンがはためかないようにするだろう――特に夜間彼女が患者の傍を離れるときには，これらすべてのことに気を配るだろう。これらのことを患者があなたに言うまで，あるいはあなたの注意を喚起するまであなたが待つとしたら，彼らが看護婦をかかえているのはいったいなんのためか。どの階級でも，きびしく要求する患者よりは内気な患者のほうが多い。そして多くの患者は，自分の看護婦が忘れているあらゆることを毎晩彼女に気づかせることもせず，たびたび眠れない夜を過ごす。

　窓にブラインドがある場合，それらが使われていないときは全部がしっかり巻き上げられているように注意しなさい。ブラインドの一部がずり落ちて風が吹くたびにはためくと患者は落ち着けないだろう。

◉急ぐことは特に病人に有害

　急ぐことあるいはうるさくせかすことは病人にとって特に苦痛である。それも，病人がただ自分の楽しみのためではなく，義務として何かをしているときは，それは倍に有害である。患者が用事があって話しかけてきているのに立ったままでいたりそわそわしていたりする友人，あるいは座り込んでくどくど話をする友人，前者は患者に話をさせまいという考えからであり，後者は患者を楽しませようという考えからだが――どちらの友人にしても等しく思いやりのないことである。病人があなたに用事があって話しかけているときはあなたはいつでも，椅子に掛けて，急いでいる気配を決して見せず，あなたの助言が求められている場合は相手の話をよく聞いて十分に考えてあげること，そしてその話題が終わったらすぐにその場を離れることである。

◉病人を見舞って害を与えないためには

　いつも患者から見えるところに腰掛けて，あなたが話しかけるときに患者があなたを見ようとして苦しい思いをしながら首をまわさなくてすむようにすることである。人は誰でも，話をしている人を無意識のうちに見る。もしあなたがこの動作を患者にとって疲れるものにするならば，あなたは彼に害を与えて

いることになる。あなたが立ち続けていることは，あなたを見るために患者の目を絶えず上に向けさせることになる。病人に話しかけているときは，できるだけ動かないこと，そして決して身振りを入れてはいけない。

　患者に伝言や要求を決してくり返させないこと，特にしばらく時間が経ったあとはよくない。することをたくさんかかえた患者は自分のことをしすぎるとよく非難される。彼らは本能的に正しい。患者から伝言をしてほしいとか手紙を書いてほしいと頼まれた人が，30分ほども経ってからその患者に，「12時の指定でしたか」とか，「住所はどこでしたっけ」とか，あるいはたぶんもっと患者をいらだたせるような質問をしているのをなんとよく耳にすることか――こうしてその人は患者に記憶，あるいはもっと悪いことには決断の努力を最初からやり直させている。それならば患者は自分の手紙を自分で書いたほうがじつのところ骨も折れない。これはすることをたくさんかかえた病人が一様に経験することである。これに関連してもう一つ忠告がある。病人には，背後から，あるいは部屋の入口とか病人から離れたところから，あるいは彼が何かをしているときには決して話しかけてはいけない。

●これらのことは想像の話ではない

　これらのことは想像の話ではない。健康人の場合と同様に病人の場合も，考えごとをするたびにいくらかの神経物質が分解し，神経物質の分解と再生成がいつも進行していて，それも健康人よりも病人の場合のほうがより早く進行するので，脳が思考によって神経物質を破壊している最中に別の思考を突然に押しつけることは脳に新たな負担を強いるのである。これらのことは事実であり想像ではない，と私たちが考えるならば，よくいう"夢想している"人を中断させる，あるいは驚かすことは積極的な害を加えることだと肝に銘じるだろう。悲しいことに，これは決して想像ではない。

●中断は病人に害を与える

　もし病人がその職業上，考えることの多い仕事を続けるのを余儀なくされていれば，その害は倍加する。譫妄状態あるいは昏睡状態にある患者に食物を与えるとき，いきなり食物を口に入れては彼を窒息させることになるだろうが，

患者の唇をスプーンでそっとこすって注意を喚起してやれば，彼は無意識に，しかし十分安全に食物を嚥下するだろう。脳にしても同じである。もしあなたが脳に突然にある考えごとを，特に決断を要する考えごとを与えると，あなたはその脳に，想像ではなく本当の害を与える。病人には決して不意に話しかけてはならない。しかし同時に，彼を期待でわくわくさせたままにしてもいけない。

●そして健康人にも

この決まりは実際，病人だけでなく健康人にもそのままあてはまる。長年にわたっていつも行為を中断させられてきて，ついには知性を混乱させてしまわなかった人たちを私はついぞ知らない。健康人へのこの作用は苦痛がないままになし遂げられよう。しかし病人には苦痛がその害を警告する。

●患者を立ちっ放しにさせる

動きまわっている患者に話しかけるためあるいは伝言や手紙を届けるために，彼を待ち伏せしたり彼に追いついたりしてはならない。それはあたかも彼の横っ面をはるようなものだ。彼の看護婦が病室に入ってきたときには立っていた患者が，床にばったり倒れたのを私は見たことがある。これは非常によく気配りをする看護婦にでも起こり得た事故であった。しかし別の場合は故意になされている。このような状態にある患者はなにも東インド諸島に行こうとしているのではない。もしあなたが10秒も待てば，あるいはそのままあと10ヤードも歩いていれば，患者のそぞろ歩きは終わっているだろう。患者があなたの話を聞くためにたとえ15秒ほどでも立ったままでいることが，彼にとってどんなに努力を要することかをあなたがたはわかっていない。最も親切な看護婦や友人たちによってこのようなことがなされているのをもし私が見ていなかったならば，私のこの忠告はまったく不必要と考えただろう。

●患者は不意をつかれるのがこわい

患者は，"傍に誰もいないときにはずっと多くのことができる"と，よく責められる。彼らができるのは確かに本当である。ここでほんの二，三の例に示

したような思いやりに看護婦が気づかないと，非常に衰弱した患者は何かをしてもらうのを彼らに頼むよりは自分でするほうがじつのところ苦労がずっと少ないと考える。そして彼はそれをするために，看護婦がそこを不在にしそうな時間を（まったく悪気なく，本能から）計算するのだが，それは，自分がベッドから椅子に，あるいは部屋から別の部屋あるいは階段へ，あるいは2,3分の間部屋の外へ出ることができると思ったそのときに，看護婦が入ってくるのに"出くわし"たり声をかけられるのがいやだからである。その瞬間に彼の注意を引くためにかけられたよけいな声は，彼をひどく狼狽させるだろう。これらの場合，ここに説明した状態にある患者は，このような努力をするのはせいぜい一日に一度か二度であり，それも毎日ほぼ同じ時刻にすると考えて間違いはないだろう。邪魔が入らずにそれらを患者にさせるように看護婦や友人たちが計算できないとなると，それは本当につらいことである。立っていたり腰掛けていることはできなくても歩くことができる患者はたくさんいることを忘れてはならない。衰弱している患者にとっては，立っていることはあらゆる姿勢のなかで最もつらいものである。

　患者が夜"就寝させられた"あと，その病室であなたがすることすべてが，患者が眠れない夜を過ごすリスクを十倍にする。しかし，もしあなたが眠っている患者を起こしたとすれば，あなたは患者に眠れない夜のリスクを与えるのではない，それを保証することになる。病人に付き添う人あるいは見舞いに来る人のすべてに，病気あるいはその経過について意見を言わずにはいられない人のすべてに，私は一つの心得を述べておこう。病人があなたと楽しそうに話して1時間**過ごしたあとで**，その病人の様子を見にもう一度戻ってみなさい。患者の本当の状態を知るには，これが私たちが知っている最もよい試し方である。しかし，患者が何をしているかどんな様子かを見ただけからのあなたの判断を，患者との会話では決して述べてはならない。もしできれば，患者があなたとの会話のあとでその夜をどう過ごしたかを注意深く正確に知るようにしなさい。

● **がんばり過ぎが病人に及ぼす影響**

　人は努力の最中に卒倒することはまずない。それはそのあとにくる。がんば

り過ぎの影響のほとんどは，その最中にではなくそのあとに必ず現れる。気持が高ぶっているときだけの患者を見て彼らの状態を判断することがよくあるが，それは愚の骨頂である。"患者に少しも害を与えなかった"とそのとき主張されたそのことが原因で死んだ人たちがたくさんいる。

　患者が寝ているベッドには，寄りかかったり腰を掛けてはいけない，不必要にそれを揺すってもいけない，あるいはただ触れてもいけないと覚えておくべきである。これは常に苦痛を与える迷惑である。患者が座っている椅子をあなたがもし揺すっても，患者は自分を安定させる力の入れどころが足にある。しかしベッドやソファの上にいるときは，患者はあなたのなすがままであって，あなたが与えるあらゆる震動を身体全体で感じている。

●病人には簡潔さが必要

　病人には，簡潔さと決断力がなによりも必要とされる。あなたの考えを彼らに簡潔にはっきりと表明しなさい。あなた自身の心のなかにあるどんな疑問や躊躇も，それがたとえ（むしろ，特に，と言いたいが）些細なことについてであっても，患者の心に決して伝えられてはならない。あなたの疑問はあなただけにとどめておき，あなたの決断を患者に伝えなさい。ものを考えるときそれを表に出す人たち，ホーマー（Homer）[†2]の思考がそうであるように，思考の全過程が分泌行為に現れる人たち，この結論に至ってあの結論に至らなかったそのすべての経過を人に告げる人たち，そういう人たちは病人の傍にいるべきではない。

●病人には優柔不断が非常な苦痛

　優柔不断はすべての患者が最も恐れることである。彼らは他人のなかのそれを見るよりは，むしろ自分たちのデータをすべて集め，自分たちで決断を下したい。他人の気変わりは，それが手術のことであってもあるいは手紙を書き直すことであっても，患者をどれほど傷つけるものか，それは，最も恐ろしいあ

[†2] ホメロス。古代ギリシアの詩人。トロイア戦争の神々や英雄たちの冒険と心情をうたった叙事詩『イーリアス』と『オデュセイア』がその作とされる。作者は説明をせず，場面と会話により登場人物の行為を物語る。

3　ちょっとした管理

るいは困難な問題に関して自分の決断を下すよう要求されること以上である。それ以上に，非常に多くの場合，病気のときは健康なときよりもずっと想像がたくましく鮮明になる。もしあなたが，あるときある場所への転地を患者に勧め，1時間後には別の場所を勧めたとすると，患者はそのたびにたちどころに想像で自分をその地の住人に仕立てあげてしまい，その敷地全体を心のなかで点検している。そしてあなたは患者の想像をここからあちらへと置き換えさせることによって，あたかも両方の場所に彼を実際に連れ回したかのように彼を疲れさせてしまっている。

　なによりも，病室から出ていくときはさっさと出て，入るときもさっさと入ること，ただし突然ではなく，急いでもいけない。しかし，あなたが病室からいつ出ていくのだろうか，いつ入ってくるのだろうかと，患者を待ちくたびれさせてはいけない。病室では，あなたの動作とあなたの言葉が簡潔できっぱりしていることが必要であるのと同時に，急いだりせかせか動き回ってはいけない。自分を完全に制御すれば，あなたは失敗しないだろう——手間どったり慌てたりもしないだろう。

●これは患者が注意すべき問題ではない

　患者が自分についてだけでなく，自分の看護婦についても，時間の正確さ，忍耐強さ，用意のよさ，冷静さのいずれかあるいはすべてに注意しなければならないとすれば，患者にとってはその看護婦が傍にいるよりはいないほうがずっとよい——その看護婦のサービスが他の点ではその患者にとってどんなに貴重で手際よくても，そして患者がそれらのことを自分ではまったくできないとしてもである。

●声を出して読む

　病室での読み聞かせに関しては，私の経験では，病人は自分で読めないほどに具合が悪いときは人に読んでもらうことにもほとんど耐えられない。子どもたち，眼の患者，そして教育のない人たちは例外であり，読むことに物理的な困難がある場合もそうである。読んでもらうのを好む人たちは概してそれほど問題がないが，熱があるとき，あるいは脳が刺激に対して過敏になっていると

きは，読んでもらっていることを聴こうとする努力が譫妄状態を引き起こすことがよくある。私は非常に気後れを感じながらこう言う。なぜならば，読み聞かせは病人の**助けになる**というのが通念だからである。

●病人に読んで聞かせるときはゆっくり，はっきり，落ち着いて

　しかし次の二つのことは確かである：病人に読み聞かせなければ**ならない**ことが何かあるときは，ゆっくり読みなさい。病人をなるべく疲れさせないでそれを済ませるには，できるだけ短時間に終わらせることだと考えている人が多い。彼らは早口に読む。いきなり，そして急いで読んでしまう。これほどの大きな間違いはない。奇術師ウーダン（Houdin）は，話を短く思わせる方法はそれをゆっくり話すことだと言っている。病人に読んであげるときも同じである。このような思い違いをしている読み手に向かって患者が，「私に読んでくださるな，話してください」と言うのを私はよく聞いた。こう言えば，読み手が急いで読んだり，まちまちの速さで読んだり，重要でないところは飛ばしはしないまでも早口で不明瞭に読んだり，別のところではもぐもぐ言ったりするのを加減できる，と患者は無意識のうちに気づいているのだ。もし読み手が気もそぞろに読んでいる，あるところでは自分だけ黙読している，あるいは違う箇所を読んだと気づくことになれば，気の毒な患者が苦しまないわけがない。病人にはどのように読み聞かせたらよいかを知っている人は非常に少なく，話すときのように気持よく声を出して読む人は非常に少ない。彼らは読むときにふしをつけ，口ごもり，つっかえ，急ぎ，もぐもぐ言うが，話をするとき彼らはこんなことはしない。病人への読み聞かせは，いつもむしろゆっくりと，特にはっきりと，しかし演説口調ではなく──むしろ単調に，しかし歌を歌うようにではなく──むしろ大きい声で，しかし騒々しくなく──そしてなによりも，長すぎないことである。あなたの患者が何を耐えられるかを確かめなさい。

●病人には時々思い出したように読み聞かせてはならない

　病室で，自分だけが黙って読み，患者が面白がりそうなところ，あるいはよくあることだが自分にとって面白いところだけ声を出して読むという妙な習慣は，言いようのないほど思いやりのないことだ。あなたが読み聞かせていない

その空白の間，患者は何を思っているとあなたは考えているのか。あなただけが読み続けて楽しんでいる間，患者はそれまでにあなたが読み聞かせたことに思いをめぐらせて一人で楽しみ，あなたがまた読み聞かせようという気になったちょうどそのときに，病人がすぐそちらに注意を向けられるとでも思っているのか。このように何かを読んでもらっている人が病人であれ健康な人であれ，また，その人がこのように読んでもらっている間，何もしていないにしろあるいは何かをしているにしろ，こういうことをする人の自我没頭と観察不足は，そのいずれも理解しがたい——**読んでもらっている人**はあまりにも気が弱くて，このことが彼の気持をどんなに乱しているかを言えないことが多いのだが。

●変化のあることは回復の手段
　一部屋あるいは二部屋に長い期間閉じ込められて，同じ壁，同じ天井，同じ周囲を眺めて過ごすことが病人の神経をどれほど苦しめるものか，それは年配の看護婦あるいは年配の患者以外の人にはまったく想像も及ばないことだろう。神経衰弱を患っている病人よりも，激しい痛みの周期的発作をかかえている病人のほうがはるかに機嫌がよいということがよく言われるが，それは後者の場合は発作のない期間を楽しめるためだとされている。私はこう考えたい。機嫌のよい患者の多くは，彼らの苦しみがなんであれ，一つの部屋に閉じ込められていない人たちの間に見受けられ，塞ぎ込んでいる患者の多くは，彼らの周囲の事物の単調さに長い間さらされてきた人たちの間に見受けられる。

●色や形も回復の手段
　美しい物，変化に富んだ物，そして特に色の鮮やかさが病気に及ぼす効果についてはほとんど理解されていない。このようなものへの渇望は，患者の"気まぐれな好み"だとふつう言われる。そして確かに，患者は二つの相矛盾するものを欲するなど，"気まぐれな好み"をもつことがよくある。しかし，彼らの（いわゆる）"気まぐれな好み"は，彼らの回復にとって何が必要かを示す非常に貴重なしるしであることが多い。これらの（いわゆる）"気まぐれな好み"をよく観察するとよいだろう。（仮兵舎の）患者にとって熱病の最もつらい苦しみは，窓の外を見ることができず，目に入るのは材木の節ばかりであ

ることを私は見てきた（私自身が熱病患者であったときもそう感じたことである）。熱病患者が目のさめるような色の花束をどんなに喜んだかを私は忘れない。（私の場合）野の花の小さな一束が私に届けられたとき[†3]，その瞬間から回復がずっと速くなったことを私は覚えている。

●これは幻想ではない

この効果は気分だけのものだと人は言う。だが決してそうではない。その効果は身体にも及ぶ。物の形や色，光から私たちがどのような仕組みで影響を受けるのかについてはほとんどわからないのだが，それが実際に身体に影響を及ぼしていることは確かにわかっている。患者の目に入る物の形の多様さ，色の鮮やかさは，回復の実際の手段である。しかしそれはゆっくりした変化でなければならない。例えば，患者に10枚も12枚ものリトグラフをたて続けに見せるとして，それで彼がぞくっとしてふらつく，あるいは熱っぽくなる，あるいは気分が悪くなるということが起きない確率は10のうち1であろう。しかしもしその1枚ずつを，患者の向かい側の壁に毎日，あるいは毎週，あるいは毎月取り替えて掛ければ，患者はその変化を大いに楽しむだろう。

●花

病室にしばしばのさばっている愚かさと無知の最たる例はこれである。看護婦は，炭酸ガスやもっとひどい成分が充満している空気の悪い病室に患者を閉じ込めておきながら，コップにさした花や鉢植えの植物は健康によくないといって患者に許さない。ところで，病室や病棟が植物で"あふれかえっている"のを誰も見たことはない。そして，植物が夜間に放出する炭酸ガスは蠅1匹も殺さないだろう。それどころか，人が多い部屋のなかでは，植物は実際には炭酸ガスを吸収して酸素を放出する。切花も水を分解して酸素を生成する。例えば百合のように，その匂いが神経系統のはたらきを低下させると言われている花の種類があるのは本当である。これらはその匂いですぐわかるので避けることができる。

---

†3　1855年5月，スクタリからクリミア半島にはじめて渡ったナイティンゲールは"クリミア熱"に倒れ，現地の病舎で急性期を過ごした。

● **身体が心に及ぼす影響**

　心が身体に及ぼす影響については，現在では多くのことが書かれ，語られている。その多くは本当である。しかし私は，身体が心に及ぼす影響についてもう少し考えられていたらと思う。あなたがたは心配事が多くて参ったと思いながらも，毎日リージェント街†4を歩いたりあるいは郊外に出かけたり，食事をほかの部屋でほかの人たちと共にしたり，その他もろもろのことができるが，それによってあなたがたの心配がどれほど軽減されるかをほとんどわかっていない。気分転換ができない人たちにとっては，心配事はますます度を増していくことを，彼らの病室の壁にまでも心配事が張りつけられているように見えることを，彼らの苦悩の亡霊がベッドのあたりに出没することを，そして彼らは変化という助けなしではつきまとう想念からとうてい逃れられないことを，あなたがたはほとんどわかっていない。

　骨折した足は自分では動かせないのと同じに，病人は変化という外からの助けが与えられなければ自分の考えを変えることはできない。病気の主な苦しみの一つはまさにこのことであって，それは手足の骨折の主な苦しみの一つが固定された姿勢にあるのと同じである。

● **病人の考えに変化をもたせるように援助する**

　自らを看護婦と名乗る教育ある人たちが以下のようにふるまうのを見るたびに，なぜこうなのだろうと思う。彼らは彼ら自身の行動の対象や仕事を日に何度も変える。ところが，寝たきりの病人を看護する（！）ときは，彼らは病人に動かない壁を見つめさせたままそこに横たわらせておき，彼がいろいろなことを考えられるようにするための変化を何も与えない。そして，患者が窓の外を見ることができるようにせめてベッドを動かすということさえも，彼らは決して思いつかない。それどころか，ベッドはいつも部屋の最も暗くてたいくつな隅のほうに置くことになっている。

　病人は気のもちよう一つで"もう少し自制力をはたらかせ"，"彼らの病気を

---

　†4　ロンドン都心を南北に走る大通り。19世紀に造られ，当時も今も常ににぎわうファッショナブルなショッピング街。

いっそう悪くしている"ところの"苦痛に満ちた考えを振りはらう"ことができるなどと考えるのは，健康な人がよくおかす誤りであると私は思う。本当に，かなりきちんとふるまっている病人のほとんど**誰もが**，あなたが自分自身病気になってみなければわからないほどの自制力を一日中一瞬たりとも気を抜くことなくはたらかせている。病人には，病室のなかを歩く足音の一つ一つが苦痛を与える。彼の脳裏を横切る思いの一つ一つが苦痛を与える。それでいて彼が不作法でなく話ができ，不愉快でなく見えるとしたら，彼は自制力をはたらかせているのである。

　もしあなたが一晩中寝なかったとして，お茶の一杯を飲むことも許されないままに，"自制力をはたらかせる"べきだと言われたとしたら，あなたはいったいどう言うだろうか。このように，病人の神経はあなたが夜通し起きていたあとの神経の状態といつも同じである。病人の食事には気をつかうべきだとしよう。そこでだが，この神経の状態は，病人に気持のよい眺めとか，花や可愛いらしい物の気の利いた取り合わせを与えるようにする気配りによって，ほとんどの場合和らげられる。光自体も神経の状態を和らげるのだろう。病人が絶えず口にする"夜明け"を待ち望む気持は，だいたいは，光への願望，目の前に現れるさまざまな物が疲れ果てた病人の心に与えてくれる安堵の記憶への願望にほかならない。

介護者の責任

　ナイチンゲールが「ちょっとした管理」と呼んだ介護の側面は，今日では，当時よりずっと複雑になってきています。「責任をもって担当する」仕事は，患者の毎日の治療プログラムのとりまとめや実施，医師や他職種の医療専門家との関係性の維持，そして運動やその他の活動を通じてできるだけ患者の「生活の質―QOL」を維持することなど幅広い。

　効果的なケアを提供するためには，介護者が，大きな愛と思いやりの心をもつことが必要です。これは，現在でも非常に重要なことです。けれども，かかわる人間関係が複雑になり，使用可能な治療や薬剤が非常に増えているため

に，最も良い志をもった介護者でも，個人のコミットメント（それを責任をもってやり遂げるという強い意思）と介護への組織化され統合されたアプローチとをうまく組み合わせることができなければ，挫折してしまいかねません。

ケア計画を作成する

　ケア計画の作成は，介護者の役割を担う最初の，そして不可欠なステップです。計画は，その患者のケアにかかわるすべての人が頼りにし利用できる道筋を示すロードマップ（道路図）です。ケア計画を作成し計画の重要な点を書き記すことは，介護者や計画作成にかかわるすべての人に，介護のあらゆる要素について考える機会を提供します。その要素には，患者の願いや家族介護者以外の家族メンバーのニーズについて考慮することなども含まれます。計画の作成に患者にもかかわってもらうことは，好意や礼儀などではありません。それは，ケアが計画に従って行われること，そして，そのケアが効果的なことを確実にするために必要不可欠なステップです。その計画は，でき得る限り，患者個人の好み，習慣，希望を取り入れたものでなければなりません。

　書き記されたケア計画は，介護に何らかの役割を担うすべての人々に，ケアするうえでどのような行動をとるべきか，どのような順序でなされるべきかを示すものになります。それは，特に主たる介護者が不在の際に，介護のプロセスに空白ができないことを保証する1つの手段ともなります。ケア計画は，特定の病気や状態に対処するように作成され，その変化に対応できるようになっていなければなりません。つまり，計画は，患者の状態における一時的な，あるいは継続的な変化を，また医療専門職から処方された治療のコースを反映するように進化させていかなければなりません。精神面でも肉体面でも，新たな状況の出現や状態の変化を反映させるために，いつケア計画への変更が必要かということは，患者がいちばんよく知っている場合があります。

　複数の変化が示唆される場合は，計画をたて直す必要があります。たとえば，手術や入院治療の前後には，毎日計画を書き替えることも必要になるかもしれません。一方，慢性の心疾患の患者の場合は，週ごとの書き替えで十分かもしれません。理想的には，食事，排泄，就寝などの時間が必要以上に変えられるのを避けるために，計画は，患者の通常の習慣を考慮に入れてたてられる

べきです。

　ケア計画は，介護者の毎日の仕事ツールであると同時に日程表になります。それは，その患者の治療にあたる医師，看護師，その他の医療専門職の指示や，患者に必要な薬，治療，食事などに関する評価を基に作成されます。計画は，介護で毎日行う処置をはっきりと示すことができるので，そうした仕事は介護者にとってやがてルーチンとなります。そうなった後でも，ケア計画は，日程表として，また注意喚起のために活用し続けることができます。そして，主な介護者の代替として一時的にその人を介護する人もそれを利用できます。ケア計画にだんだんと変更が加えられていくと，それは治療プログラムと患者の状態に関する記録ともなります。

ケア計画の要素

　記述されたケア計画とそれに関連する書類は，1つの記録書類として保管されるべきです。ルーズリーフのリング形式のバインダーに保管されるとなおよいでしょう。ケア計画の要素には以下が含まれます。

- 医師，看護師，その他の専門職の指示―複数がかかわっているなら，どの医師，どの看護師の指示かをはっきりと認識する。それぞれの連絡先も，指示と一緒に記載しておく。
- どんな疾患あるいは病気なのか。
- 薬，服用量，投与の時期と指示。服用時間が異なる数多くの薬を服用している患者は多い。介護者またはその代替者が，毎日使うことができる詳細な薬剤投与スケジュールを用意しておくことが肝要。そのスケジュールには，薬剤名，服用量，頻度，特別な指示などが含まれているべきである。特別な指示とは，食べ物と一緒に服用とか空腹時に服用，あるいは水で，または水なしで服用，などといったものだ。
- その患者ができること，してはいけないこと（運動，栄養など）。
- その患者の介護に必要な特別な機器や器具。そして，そうした機器・器具の家庭内における保管場所。
- 食事に関する推奨事項や要求事項。塩分やナッツなど特別な指示や食事の準備の仕方なども含む。

- 特殊な問題に対処するための介護に関する特別な指示。
- 役立つ情報。これには，救急車，週末や休日の医療提供期間など緊急連絡時の電話番号も含まれる。
- 毎日繰り返して行われる活動。
    - ▶午前
    - ▶午後
    - ▶就寝時
    - ▶食事―時間，好みなど
    - ▶治療―種類，時間
    - ▶個人的ケア―入浴，髪，皮膚，マッサージ
    - ▶移動
    - ▶感覚障害（聴覚，視覚など）
- 患者個人の病気と状態に関する介護者への指示。
- 介護者による特別な介助が患者に必要な場合，その詳細とどのようにその介助が行われるべきかに関する指示が不可欠である。これには以下が含まれる。
    - ▶呼吸に関する介助
    - ▶飲食に関する介助
    - ▶排泄に関する介助
    - ▶歩行，座位，伏臥，1つの体位から別の体位への移動に関する介助
    - ▶休息と睡眠に関する介助
    - ▶洋服の選択と着脱衣に関する介助
    - ▶患者の体温を正常の範囲内に維持する介助
    - ▶患者の体を清潔に保ち，身だしなみを整える介助
    - ▶患者が生活環境に潜む危険を回避する介助：感染など患者からの潜在的危険から他者を保護する介助
    - ▶患者が他者と意思疎通を図るうえでの介助―コミュニケーション能力が障碍されている場合はニーズや感情を表現する介助
    - ▶患者の宗教的儀式に関する介助
    - ▶患者が仕事，あるいは生産的職業活動を行う介助

介護のそれぞれの計画は，特定の患者の健康問題に対処するために設計された個人の書類であり，それに従って行われるべき治療計画でもあります。以下は，ケア計画をたてる際に考慮されるべきその他の要素に関するガイダンスです。

基本的ケアの構成要素	基本的欲求に影響を及ぼす常在条件	基本的欲求を変容させる病理的状態（特定の疾病とは対照的）
以下のような機能に関して患者を助け，かつ患者がそれらを行えるような状況を用意する。 ● 正常に呼吸する ● 適切に飲食する ● あらゆる排泄経路から排泄する ● 身体の位置を動かし，またよい姿勢を保持する（歩く，すわる，寝る，これらのうちのある行為から別の行為に移行する） ● 睡眠と休息をとる ● 適切な衣類を選び，着脱する ● 衣類の調節と環境の調節により，体温を生理的範囲内に維持する ● 身体を清潔に保ち，身だしなみを整え，皮膚を保護する ● 環境のさまざまな危険因子を避け，また他人を傷害しないようにする ● 自分の感情，欲求，恐怖あるいは"気分"を表現して他者とコミュニケーションをもつ ● 自分の信仰に従って礼拝する ● 達成感をもたらすような仕事をする ● 遊び，あるいはさまざまな種類のレクリエーションに参加する ● "正常"な発達および健康を導くような学習をし，発見をし，あるいは好奇心を満足させる	年齢：新生児，小児，青年，成人，中年，老年，臨終 気質，感情の状態，一過性の気分： ● "ふつう"あるいは ● 多幸的で活動過多 ● 不安，恐怖，動揺あるいはヒステリーあるいは ● ゆううつで活動低下 社会的ないし文化的状態：適当に友人がおり，また社会的地位も得ていて家族にもめぐまれている場合，比較的孤独な場合，適応不全，貧困 身体的ならびに知的能力： ● 標準体重 ● 低体重 ● 過体重 ● ふつうの知力 ● ふつう以下の知力 ● 天才的 ● 聴覚，視覚，平衡覚，触覚が正常 ● 特定の感覚の喪失 ● 正常な運動能力 ● 運動能力の喪失	飢餓状態，致命的嘔吐，下痢を含む水および電解質の著しい平衡障害 急性酸素欠乏状態 ショック（"虚脱"と失血を含む） 意識障害—気絶，昏睡，せん妄 異常な体温をもたらすような温熱環境にさらされる 急性発熱状態（あらゆる原因のもの） 局所的外傷，創傷および/あるいは感染 伝染性疾患状態 手術前状態 手術後状態 疾病による，あるいは治療上指示された動けない状態 持続性ないし難治性の疼痛

表1　V.ヘンダーソン，湯槇ます・小玉香津子訳，看護の基本となるもの（新装版），日本看護協会出版会，2004, p.25より転載（一部改変あり）

3　ちょっとした管理　47

ケア計画の例

　以下は，ケア計画の例です。基本的在宅ケアの通常の要素がすべて含まれています。薬と治療はここには含まれていませんが，実際には，適切なスペースに挿入されることになります。午後7時から午前6時半までの期間に対して，同じようなケア計画を作成します。以下の仮のケア計画は，毎日のほとんどをベッド上で過ごさなければならない若い男性を想定して作成されたものです。

時間	2008年4月 1 2 3 4 5 6	看護ケア	ケアを行う人のための備考
7.30		排便のためトイレへ行くのを許可するが，それ以外はベッド上で尿器を使わせる	患者がトイレに行くのを介助する。あるいは差し込み式便器または尿器を使うのを介助する
8.00		朝食にそなえて，患者は自分で手と顔を洗い，歯を磨くことができる。新しい飲み水を用意する	患者が水分を摂取することが重要
8.30		朝食（普通食）（高ビタミン食）	患者を励まして2,000ccほど水分を摂らせ，その摂取量を記録させる
9.00		清拭とひげそり。患者が手を下してもよいが，疲れない程度にとどめる	患者に，どんな感じであるかをできるだけ話させるようにし，また，どうして欲しいかも言えるように働きかける。それらをケア記録に記入する
9.30		皮膚に何らかの変化が認められたら記録，報告	それらの変化を記録し，患者を治療している看護師または医師に報告する
10.00		見舞客，読書，ラジオ，郵便物を読む，手紙を書く，クロスワード・パズル	家族，友人，牧師が今までに患者を見舞っている。一度に2人以上の見舞客を入れないようにする
10.30		欲しがったならば栄養ある飲料を	便秘または下痢の徴候がないか観察する
11.00			体形に合わせて調節自在のバックレストで体を支える
11.30			坐位をとっている間，よい姿勢をとるようにしむける（弱っているため，あるいは習慣のため，すべり落ちる傾向あり）
12.00		1時間，ベッドから出て椅子に掛けさせる	フランネルの上衣をはおる。椅子に掛けて昼食をとるあいだ，患者が寒くないように注意する

時間	2008年4月 1 2 3 4 5 6	看護ケア	ケアを行う人のための備考
12.30		昼食	可能なら食事を介護者または家族といっしょにとることを好む
13.30 14.00 14.30		休息，午睡	部屋をうす暗くし，窓を開け，ドアに「睡眠中」のサインを出す。胸郭を広げ，背骨を伸ばし，臥位をたびたび変えるよう励ます
15.00		見舞客。前記のようなレクリエーションのうち好きなものを	訪問者のうちの適当な人に，患者が本を読んでもらったり一緒にパズルをしたりするのを喜ぶことを伝える
15.00 16.00 16.30 17.00		冷水か，もし欲しがったらその他の滋養飲料を与える	便秘または下痢の徴候がないかどうか観察する
17.30		1時間，ベッドから出て椅子に掛けさせる	
18.00		夕食	食欲はかなりよい。飲食の明細をメモし，不適当と思われる摂取については報告
18.30			介護者メモにもとづいて一日の経過の大要をひきつぎする

表2 V. ヘンダーソン，湯槇ます・小玉香津子訳，看護の基本となるもの（新装版），日本看護協会出版会，2004，p.30 より転載（一部改変あり）

医師，看護師，その他の医療提供者と協働する

　患者の健康，そして介護者の健康，どちらも，患者を治療している医療専門職との効果的なコミュニケーションに依存します。医師と看護師は，患者の健康を導いていくために，自分たちが学習して獲得した知識と経験とを提供します。介護者は，医師や看護師が提供した診断，推奨した治療と関連の助言に関して患者の十分な理解を促すようにする責任を担っています。介護者は，患者が医師や看護師に尋ねたいこと―たとえ，その質問が，時に，馬鹿げたように見えたり，状況に適切なものでなかったりしても，それをきちんと質問し，それに対応できるように患者を支援します。医師や看護師から出された指導や指示が，介護者や患者によってはっきりと理解されることが重要なのです。

　医療専門職と介護者との間のもう1つの側面は，患者の状態に関することで

す。医師や看護師は，専門職としての方法と経験を使って，患者の状態を測定し評価します。けれども，患者の状態を日夜観察できる唯一の人は，介護者であることが最も一般的です。介護者の観察が，医療専門職が患者の状態を評価し患者の健康について判断するうえで，非常に重要な情報となるかもしれません。医療専門職との効果的なコミュニケーション・スキルは，介護者が学ぶことにより発達させたり獲得していくべきものです。提供されたケアの効果と患者の心身の健康が，まさにそれに依存しているのです。

医療専門職とのディスカッション

　介護者と患者の医師，看護師，その他の医療専門職との最初のケア会議は，そこで交換する情報がすべての関係者に役立つものとなるように，事前に準備されていなければなりません。介護者は，患者と家族の病歴に関して関連性のある情報を集めておくべきです。その情報をノートに記録しておくとよいでしょう。ケアを提供している間に患者が経験した症状もリストにして，介護者のノートに加えておくとよいでしょう。食欲の有無，皮膚の状態，睡眠の習慣など，患者について関連性のあるその他の観察も，そのリストに追加しておきましょう。そうした情報は，医師やその他の医療専門職が，患者の状態を認識したり，診断したり，モニターしたりするうえで参考になるかもしれません。介護者は，ケア会議の前に質問を書いておくべきでしょう。その質問について事前に患者と話し合っておくのもよいでしょう。患者はもしかしたら追加質問があるかもしれません。

　ケア会議には少し早めに到着するように出かけたほうがいいでしょう。そうすれば，事務職員が，患者の健康状態，保険，その他関連する詳細に関して書類を完成させる時間ができます。

　医師には，患者の健康に関連する個人的，あるいは法的性質の情報が提供されるべきです。そうした情報とは，健康保険の情報であるかもしれませんし，リビングウィル（訳注：自分が正当な判断を下せなくなった場合を想定して，延命的治療の希望の有無等を意思表示した法的効力をもつ書類）と医療に関する委任状（durable power of attorney，訳注：自分が判断能力が無くなったとき，自分の医療に関する意思決定を委任する法的書類）といった医療に関する事前指示書（advance directive）の有無などの場合もあります。そうした書類

のコピーが，医師の記録用に提出されるべきです．同様に，医師には，患者の健康や治療に関連する家族的，宗教的，また民族的に配慮すべきことも知らせておきます．

　介護者は，医師に，他の医療専門職，たとえばナースプラクティショナー（訳注：特別な教育を受けた処方権をもつ看護師．その権能範囲は国やその国の地方自治体によって異なる．日本にはまだ存在していない），医療スペシャリスト，各種リハビリ療法士などが，患者のケアにかかわることになるのかなどを尋ねるべきです．また，患者の具体的な状態，不快さ，病気，けがなどについて尋ね，それがどのように進展するかということについても尋ねるべきです．その症状から起こり得る緊急状態についても話し合うべきで，介護者は，そのような事態になったら，何をしなければならないかをはっきりと理解しておくべきです．特に，その状況が週末や医師にすぐに連絡をとることができない時間帯に起こった場合にどうするか，理解しておくことが重要です．

　介護者は，このケア会議の間に行われた医師との会話をノートに記録しておくべきです．何かはっきりしないことがあればそれについて医師に質問し，その答えを書いておくようにしましょう．もし，医師が患者のための検査を処方すれば，介護者は，その検査は何のために行われるのか，結果がわかるまでにどのくらいの時間がかかるのか，結果は，それが正常であろうとなかろうと，どのように伝達されるかなどということについて医師に尋ねておくべきです．

　もし，医学的問題のために治療が指示されたら，介護者は，異なる選択肢について尋ねるべきです．その際には，その治療の副作用についても尋ねておきましょう．また，選択された治療の具体的な目標と，その治療への反応は，どのように確認される，あるいはモニターされるのかについても尋ねておくべきです．

　介護者は，理解できないことがあればさらに説明を要求すべきで，もし可能なら，それについての教育用の資料を頼むとよいでしょう．そのケア会議の最後に，医師が指示・指導を書き，介護者がその場でそれを読み上げるようにするとよいでしょう．それは，1つの明確なコミュニケーション方法となります．そうすることによって，もし何か誤解があれば，それをその場で訂正することができます．薬局へ薬をもらいにいった時も，同じような方法でコミュニケー

ションを図るとよいでしょう。

　介護者は，ケア会議前に準備した症状や質問リストを確認して，その会議中に説明されなかったことがあれば，それについて質問をします。未解決の問題が多過ぎる場合は，医師は，さらなる情報提供や教育のために，話し合いの機会を別に設けるか，看護師，薬剤師，栄養士などその他の医療専門職を紹介したりするかもしれません。

　訪問後，介護者は，推奨された次回の会議の予約をとります。処方薬やその薬に関する物品で薬剤師によって渡されるものがあれば，その内容を確認します。最後に，介護者は，提供されるケアの重要な側面については日誌に記録しておくようにするとよいでしょう（たとえば，頭痛の症状が常にある人のケアをする場合，頭痛の起こった時間，タイミングと関連事項，そして薬への反応などを記録しておくとよいかもしれません）。

記録をつける

　患者について記録をつけることは重要です。その記録には，入院（日付，場所，主治医名，診断名），家族の病歴，そして重要な医学的問題などを含むようにします。記憶は必ずしもいつも正確とは限りませんし，病院などの診療録はすぐに入手できない場合もあるからです。

　複雑な治療に関しては，一枚の紙に書き記しておくべきです。治療法が新たになったり情報が変化した場合には更新するようにします。検体検査結果も保管しておくと，将来の参考となるでしょう。

患者の病気や状態について調べる

　患者の状態に対して診断が下された後，介護者は，患者の病気についてよりよく理解するための他の情報を見つけることができるかもしれません。たとえば，その病気が患者にどのような影響を与えているのか，医療専門職が患者の状態の改善または悪化を評価できるかもしれない兆候にはどんなものがあるかなどです。図書館など伝統的な情報源に加えて，現在では，インターネットを通じてオンライン情報を得ることも可能です。けれども，インターネット上の情報は，必ずしもすべてが信頼できるものではありません。そうした情報は，

医療の専門家が提供したり承認したりしたものではない場合があるからです。商品やサービスを提供するために設計されたサイトで提供されている情報は，疑ってみる必要があります。そうした情報は，見方が偏っていたり，不十分であったり，不正確であったりするかもしれないからです。

　医療問題を扱うさまざまな国レベルの組織や国際的組織が，特定の病気や一般的な健康問題に関して有用なサイトを提供している場合もあります。医療専門職から推薦された情報源ではないところから得た情報は，まず慎重に扱うということが重要です。特定の疾患に焦点を当てた公的支援団体は，しばしば有用な情報を提供するサイトを運営しています。介護者は，そこにある情報と実際の経験とを比較することができ，その疾患を抱える患者をどのように支援したらいいのかという助言（たとえば，どのような機器が役立ち，どこでそれを入手できるかなど）も見つけることができるかもしれません。地域によっては，介護に関するテーマで話し合う会を開催していることもあります。地元の医療専門職は，通常，そのようなグループについての情報をもっているはずです。

薬

　人間が使うことができる薬は，ナイチンゲールの時代と較べると劇的に増加しています。患者の薬の管理は，介護者の最も重要な仕事の1つである場合が多々あります。複数の健康問題を同時に抱えている患者の場合，タイプの異なる非常に多くの薬の服用が必要な一連の治療を受けているかもしれません。こうした薬の適切な服用管理（投与量，タイミング，副作用の観察など）は毎日行われなければなりません。けれども，もし患者が自分で行えない場合は，介護者がその責任を遂行しなければなりません。

　薬はしばしば，疾患の診断，緩和，治療，あるいは予防に使われることを意図した，あるいは，体の構造や機能に影響を与えることを意図した化学物質として定義されます。薬は，処方薬と非処方薬の2つに分類されます。処方薬は，医師，歯科医師，薬剤師，ナースプラクティショナーなどの免許をもつ人の処方によって提供され，医療専門職の監督下で使われていれば，安全だと考えられています。非処方薬はさまざまな商業店舗で販売されており，処方な

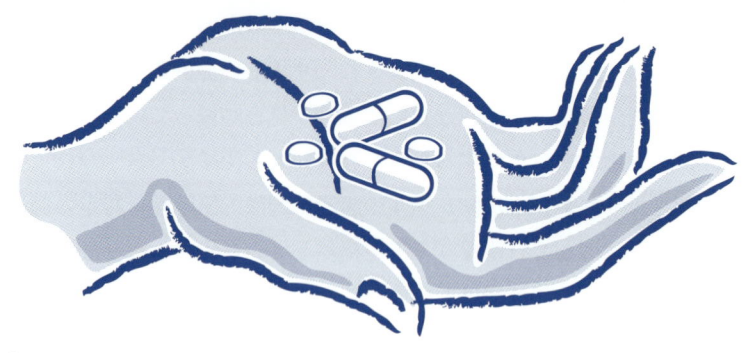

図3-1
介護者は，薬の扱いをできるだけ安全で効果的に行わなければならない

しに"カウンター越しに"購入することができます。こうした薬は，しばしばOTC薬（over the counter medicines）と呼ばれます。通常，それぞれの国で，規制機関が，薬がどのように分類されるかを決定します。薬のパッケージに貼られているラベルには，通常，化学物質名，一般名，登録商標名またはブランド名が記されています。

　介護者は，以下に従って，薬の取り扱いをできるだけ安全で効果的なものにします。

- 薬は，投与量，タイミングなど，できるだけきっちりと指示通りに確実に服用されるようにする。薬の服用時には，食前とか，食べ物と一緒にとか，アルコールと一緒に服用しないなどといった，具体的な服用に関する注意に従う。
- なぜその薬を服用するのか，どんな副作用があり得るかを理解する。
- 患者に副作用が出ていないかを観察して，もし観察されれば，それを医療専門職に報告する。
- 治療プログラムに非処方薬を含む場合には，医療専門職に相談する。
- もし，患者が薬を飲み込みにくいようなら，医師，看護師，薬剤師に他の選択肢について相談する。たとえば，相談もせずに勝手に，薬を粉に粉砕したりしない。
- 薬は涼しく乾燥した場所に保管する。

- 現在もはや服用していない薬，または製造業者が記している期限を過ぎている薬は捨てる。薬の効果は，時間を経るにつれて減少していく可能性もある。また，化学的性質や物質的性質が変化して安全ではなくなる場合もある。薬を捨てる際には安全に注意する。子どもの手が届かないように特に配慮する。環境へ廃棄してはいけない薬もある。不要になった薬は最善の廃棄方法について薬剤師に相談する。
- 服用薬に関する明確な情報と服用方法を患者に伝え，患者がそれをきちんと理解するようにする。

　薬には，経口，静脈注射，筋肉注射，舌下，皮膚への塗布などさまざまな投与経路があります。それぞれの経路には，固有の目的と利点／難点があります。けれども，個別に特定の服用方法が処方されているのは，それが，その薬が体の中に入って最も有効になるとされる手段として知られているからです。介護者は，指示された薬の服用方法を理解して，それに従わなければなりません。もし，処方通りに服用するのに問題があるようなら，介護者は医療専門職に相談すべきです。
　食べ物，他の薬，消化障害などは，薬の吸収，結果としてその効果に影響を与えます。たとえば，繊維の多い食べ物は，薬と結合して吸収を阻害する場合があります。下剤と下痢は，薬の消化管内の通過を早めるために吸収率を減少させるかもしれません。薬の保管期間と保管場所は，その有効性に影響を与えます。現在使用中の薬でも，保管の仕方が不適切だったり，保管期間が長過ぎたりすると，劣化が進み，有効でなくなるばかりか，有害になったりするものもあります。冷蔵庫や乾燥した冷暗所で保管しなければならない薬剤もあります。介護者は，薬の保管に関する指示にきちんと従い，それぞれの薬剤の使用期限に注意を払わなければなりません。
　薬への反応の仕方は，遺伝的要素，年齢，体の大きさ，他の薬との併用などの影響を受けるために，人によって異なります。腎疾患，肝疾患がある場合や，薬への耐性や抵抗も，薬の有効性に影響を与えます。薬への反応には，多くの要素が影響を与えるので，処方者は，その患者個人の特性を考えて薬を選択し投与量を注意深く調節します。もし，患者が他の薬を服用したり，今治療

中の疾患以外の疾患を併発したりしていると，このプロセスはより複雑になります。相互作用が考えられるからです。投与量を調節する必要がない薬もあります。標準投与量が誰にでも適用されるからです。介護者は，常に薬投与の指示を尊重しなければなりません。薬剤間の相互作用のリスクを減少させるために，介護者は，以下を行うべきでしょう。

- 患者に新しい薬を投与する前に，主治医に相談する。処方薬だけでなく，OTCの非処方薬でも，薬用ハーブなど栄養補助剤でも同様に相談する。
- 服用しているすべての薬のリストを作る。そして，そのリストについて，定期的に医師，看護師，薬剤師と話し合う。
- 治療を受けているすべての障害についてもリストを作り，これについても医師か看護師と定期的に話し合う。
- それぞれの患者の薬のプロフィールを維持し，薬の相互作用の確認をしてくれる包括的サービスを提供する薬剤師を選択する。
- 処方されているすべての薬の目的と働きについてよく知る。
- 処方された，あるいは使用を承認されたすべての薬（非処方薬も含む）の副作用をよく知る。処方薬およびOTC薬の情報のコピーをいつでも参照できるように保持しておく。この情報は，薬剤師が提供してくれるかもしれないし，購入時にパッケージに挿入されている場合もある。
- その薬剤をどのように，また1日のうちでいつ服用すればいいのか，また他の薬と一緒に服用してもいいのか，その他の必要事項は何かを正確に知る。
- 薬の服用に関連するかもしれない患者の症状が観察されれば，医師，看護師，薬剤師に報告する。
- もし，患者に複数の主治医がいる場合，介護者は，それぞれの主治医が，患者が服用するすべての薬を知っているように確認する。
- 最近，模造薬が増加している。薬の真正性について何らかの疑いを感じたら，医療専門職に相談する。そうした疑念を感じる主な原因は，形が通常のものと違う，薬にひびが入っている，パッケージの印刷が不完全であったり使用されている言葉がおかしい，製品の色が違う，などである。

薬の影響と効果は，同じ時期に消化される食べ物や飲み物によって変化する可能性があります。たとえば，経口で服用した薬は，胃か小腸の内膜を通じて吸収されるので，消化管に食べ物が存在していると，吸収率が減少する可能性があります。その結果，薬の有効性が下がります。これを避けるには，通常，食後1〜2時間経ってから薬を服用するようにすればよいでしょう。刺激の強い薬の場合は，食べ物と一緒に服用するようにしましょう。けれども，その食べ物も限定されます。ですから，介護者は，薬の服用に関するそのような情報について医療専門職から助言を受け，それに従うようにしなければなりません。

　栄養補助食品とは，ビタミン，ミネラル，ハーブ，アミノ酸などを含む製品で，通常の食事だけでは補えない栄養分を補うことを意図しています。介護者は，そのような補助剤は，処方薬やOTC薬と相互作用が生じるかもしれないということを認識しておくべきです。栄養補助食品を患者に提供する前に，介護者は，それについて医療専門職と話し合いをしておいた方がよいでしょう。

薬―疾患の相互作用

　薬―疾患の相互作用は，他の疾患を治療するために使われる薬が，特定の疾患の状態を悪化させるという形で現れることが最も多いのです。高齢者の場合，そのような相互作用が最も多く見られます。たとえば，肺疾患に使われる薬が心臓に影響するかもしれません。かぜの治療薬が目に影響する場合もあります。だからこそ，医療専門職が，患者が抱えるすべての疾患と服用しているすべての薬について認識しているようにすることが，介護者の非常に重要な仕事なのです。薬―疾患の相互作用は，糖尿病，高血圧，低血圧，緑内障，不眠症などで特によく見られます。

　介護者は，患者が薬に耐性を生み出してしまうかもしれないということに注意する必要があります。この状態は，通常，同じ薬をある一定期間繰り返し使用するときに見られます。体がその薬の継続的な存在に慣れてしまい，その効果を減少させてしまうのです。耐性は，普通，薬の新陳代謝のスピードが早まり，薬がくっつく細胞受容体の数（つまりつなぎの力の強さ）が，使うにつれ減少していくために生じます。耐性あるいは抵抗の度合いにより，医療専門職は，投与量を増やしたり，他の薬を勧めたりします。介護者は，耐性あるいは

抵抗の症状を見逃さないように注意しなければなりません。そしてそれを医療専門職に報告してください。

　患者による規則正しい薬の服用，投与量，複数の薬を組み合わせることから生じる複雑な要素は，患者と相談しながら，介護者が管理しなければなりません。この点に関して介護者と患者の両方を支えるのに，しばしば役立つのは，特別に設計された薬ケースです。患者は，薬を服用する際や新たな薬が処方された際にこれを使うことができます。介護者はこのケースを，薬が処方通りに服用されているかどうかを確認するのに使えます。

副作用

　ほとんどの薬は，目的とする"治療"効果以外に，複数の副作用を生み出します。たとえば，特定の抗ヒスタミン剤は，その目的であるアレルギー症状を抑制するという本来の効力を発揮すると同時に，眠気を催させます。医療専門職は，通常，望まれない，不快な，時に吐き気を催す，また有害ともなり得る副作用を"薬物有害反応"という言葉で表現します。ほとんどの薬物有害反応は軽いもので，たいていの場合，薬の服用を止めたり投与量を変更すれば，その反応は治まります。でも，中には，深刻で長期間持続するものもあります。食欲の喪失，吐き気，膨満感，便秘，下痢などの消化器障害は，よく見られる副作用です。けれども，他のどんな器官でも副作用は見られます。高齢の患者の場合，脳への影響がよく現れます。その結果，眠気や混乱が見られることがあります。

　薬物有害反応は，薬の治療効果が誇張された結果かもしれません。たとえば，降圧剤を服用している患者の場合，もし薬が血圧を下げ過ぎると，めまいやふらつきを感じるかもしれません。この種の薬物有害反応は，薬の量，患者がその薬に特に過敏，他の薬がその薬の代謝を落としているために血中でその薬のレベルが上昇した，などが原因と考えられます。他の薬物有害反応は"薬物特異体質反応"と呼ばれ，原因がよく理解されていません。これらの反応には，皮膚の発疹，貧血，白血球数の減少，腎障害，視覚や聴覚に異常がでる神経障害などが含まれます。これらの副作用で苦しむ患者の場合，薬の代謝のし方や薬への反応の仕方に影響を与える遺伝的要因のために，その薬にアレルギー反応や過敏な反応を示しているのかもしれません。

中には薬物有害反応が予測されている薬もあります。それにかかわるメカニズムが医療者によって解明されているからです。たとえば，アスピリンやその他の非ステロイド系の抗炎症薬を服用した患者に見られる胃痛や出血などです。そうした薬は，胃酸から消化器を保護するプロスタグランジンという物質の生産を減少させるということが知られています。

　薬物有害反応の重症度は，軽度，中度，重度と表す以外に，測定する尺度はありません。軽度の有害反応には，通常，消化障害，頭痛，疲労，筋肉痛，睡眠パターンの変化などが挙げられます。軽度と考えられても，こうした反応は，患者にとってはかなり不快である場合もあります。そのために，指導された通りに薬を服用するのを嫌う患者もいます。

　中度の有害反応には，広範囲の皮膚の発疹，視覚障害，筋肉の振戦，排尿障害，気分障害，精神機能における変化などが含まれます。軽度や中度の反応は，特に他に信頼できる別の薬がないような場合は，それが必ずしも薬の服用中止を意味するわけではありません。医療専門職は，薬の量，頻度，および服用のタイミング（食前／食後とか，就寝前でなく午前中など）を再評価するかもしれません。有害反応を抑制するための別の薬を処方する場合もあります。

　重度の有害反応は，肝不全や心拍異常など命を脅かしかねないものもあります。重度の有害反応はあまり多くは起こりませんが，もし起こった場合には，医療専門職による迅速な対応が必要です。

薬アレルギー

　薬アレルギーは，患者が薬を服用した後でなければ分からないので，予期するのが難しいものです。医療専門職は，患者にすでに分かっている薬アレルギーがあるかどうか，必ずたずねます。アレルギー反応の出方は患者によって異なります。軽いものもあれば，命を脅かすようなものもあります。例としては，皮膚の発疹やかゆみ，気道狭窄，喘鳴音，呼吸障害を起こす組織の腫脹，危険なレベルにまでの血圧低下などが挙げられます。

　軽度のアレルギーは，抗ヒスタミン剤で治療可能ですが，重度のアレルギー反応がでた場合は，医療専門職による介入が必要です。介護者は，患者の治療で新たな薬が追加された場合，アレルギー反応の徴候に注意しておかなければなりません。たとえ，軽い反応でも，主治医に報告すべきです。

予防

　予防ケアとは，生活環境と提供されるケアが患者の状態の改善に確実に貢献する，そのような手段がとられているようにすることです。過去数十年の予防医学における劇的改善の1つは，ジフテリア，百日咳，破傷風，流行性耳下腺炎，はしか，風疹，ポリオなど感染症に対するワクチンの開発です。以下は予防法です。

- 感染症を予防するためのワクチン
- 高血圧，糖尿病，がんなどのスクリーニング（予防検診）プログラム
- 心臓発作や脳卒中の危険性を減少させるためのアスピリンなど，予防的化学療法
- 健康的な生活習慣を選択する個人への支援を意図した相談：たとえば，食事など

　個人に推奨される予防法は，年齢や性別などの要素によって異なります。たとえば，肺炎ワクチンは，最も一般的なタイプの肺炎を予防するために，65歳以上の人すべてに推奨されます。介護者は，その患者のために効果的な予防手段について医療者に相談するようにしましょう。

運動とフィットネス

　定期的な運動は，個人が健康を改善するために行える最も良い方法の1つです。すべての介護者は，介護者の時間と身体状況に適用できる自身の運動プログラムを個人的に考慮すべきです。また，患者にも，患者の身体能力と治療プログラムに適用できるような運動を定期的に行う時間をもつように勧めるべきです。場合によっては，医療者が，その運動が，理学療法士や経験豊かなトレーナーの指導の下で行われるように勧めることもあります。そのような専門職は，あらゆる特別な状況を考慮に入れて運動プログラムをつくるはずです。たとえば，骨関節症の患者には，関節に大きな負担がかかるような運動は避けるべきです。

　ほとんどの人は，1週間に3〜4回運動を行うべきです。骨格筋は，運動を

あまり集中的にし過ぎると崩れ始め，筋肉の痛みを感じる出血や微細な裂傷を引き起こす可能性もあります。さらに，時間を経るにしたがって運動の方法にも変化が加えられるべきでしょう。体は日常的に繰り返されるおきまりの運動に適応してゆきます。そのため時間を経るにしたがって，強化や心臓循環系のフィットネスのための運動効果が減少します。ここでも，トレーニング専門家が，時間を経るにつれてプログラム内容に変化をつけるということも含め，患者の状態のあらゆる側面を考慮に入れて運動プログラムをつくることができます。

リハビリテーション

リハビリテーションは，事故，脳卒中，感染症，腫瘍，進行性疾患のために重度の損傷を受けた個人に必要とされるサービスです。長期間ベッド上の生活を強いられ筋力が落ちている患者にもリハビリは必要です。リハビリのタイプ，レベル，目標は，個々の患者によって異なります。たとえば，脳卒中を起こした高齢の患者の目標は，着脱衣や食事などのセルフケア活動をできるだけ行えるような能力を回復することかもしれません。交通事故に遭ったより若い患者の場合は，制限のない自由な動きを取り戻すことが目標になることがよくあります。

フォーマルなリハビリプログラムを開始するには，まず，医療者が，リハビリ専門医（リハビリテーション医学会の認定を受けている医師），理学療法士，作業療法士，あるいはリハビリセンターに（処方箋に似た）紹介状を書きます。紹介状には，リハビリ療法の目標，疾患／けがのタイプの記述，発現日が記載されます。紹介状は，歩行訓練（歩く支援）や，食事，着脱衣，身だしなみ，トイレの利用など日常生活動作の訓練など，どのようなタイプのリハビリ療法が必要かも特定します。

リハビリが行われる場所は，その人のニーズによって異なります。病院やリハビリセンターでのケアは，重症度の高い障害を抱える人々に必要です。そのような環境では，リハビリチームがケアを提供します。医師や療法士に加え，チームには，看護師，臨床心理士，ソーシャルワーカー，その他の医療専門職や家族介護者も加わります。

ベッドから椅子，椅子からトイレへ自分で移動できるような人に必要なのは軽度のケアで，そのような人には，その人の介護者が自宅でリハビリを提供することが可能です。これははるかに望ましいリハビリの形態ですが，介護者にとって肉体的に，また精神的に負担が大きいものとなる可能性もあります。リハビリプログラムを実施するのに，訪問の理学療法士，作業療法士，その他の医療従事者が，主たる介護者を支援するのがより好ましいかもしれません。そのようなプログラムを自宅で実施するという決断には，介護者の健康を考慮に入れる必要があるでしょう。リハビリプログラムは，介護者を害するようなリスクなしに，患者に利益を提供するものでなければならないからです。

患者の呼吸を支援する

　人の健康は，呼吸の質によってかなり左右されます。呼吸は，介護者が特に注意しなければならないケアの側面の1つです。姿勢が適切な呼吸を抑制することもあります。逆に，胸を開き，呼吸する際に使う筋肉をすべて自由に使うことを促進する姿勢もあります。(図3-2に呼吸器系統の図を示した)。介護者と患者は，医療者から，そうした姿勢に関する指導を受けるべきです。そのような姿勢をとるのに支援が必要な患者の場合は，患者が最善の姿勢をとり，その姿勢を維持するのに活用できる方法を見つけるのは介護者の責任です。その責任には，そうした姿勢をとるのに適したベッドや椅子のタイプを選択すること，正常な呼吸を促進する姿勢を維持できるように枕／パッド／ロールを配置することなどが含まれます。患者自身も，呼吸によい姿勢を認識しておくべきでしょう。

　不適切な呼吸は，姿勢の悪さではなく，精神的ストレス，気道の閉塞などの原因によって引き起こされることもあります。介護者は，よく観察をして，患者に呼吸困難な状態が少しでも見られたときには医療専門職にそれを伝えなければなりません。極端な場合は，介護者が介入する必要があるかもしれません。これに関しては，介護者が，とるべき手段について医療専門職から訓練や指示を受けておくべきでしょう。また，介入に必要な道具や器具を準備しておくことも必要でしょう（一般の人が行った緊急気管切開が命を救ったこともあります）。気道閉塞ほど命を脅かすものはありませんから，そうした状況に直

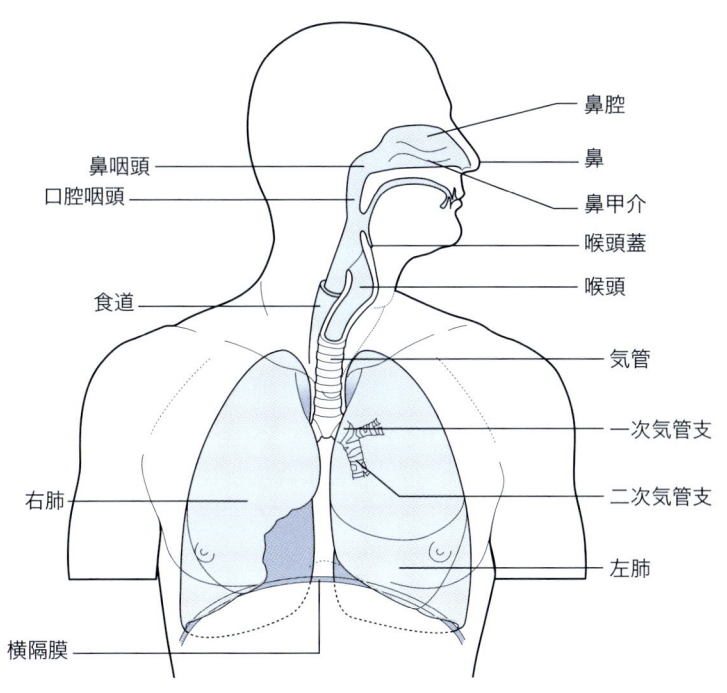

図3-2
呼吸器系統

面させられる可能性のある介護者は，何が原因か，その状態をどのように緩和するか，そしてもし可能なら，どうすればそれを予防できるかを学んでおくべきです。介護者すべてが，人口呼吸の提供の仕方と心肺蘇生の実施方法を学んでおくべきです。

　介護者は，室温，湿度，空気中の刺激物など環境要因が患者に与える影響にも注意すべきです。どんな問題でも観察されれば，それについて医師や看護師と話し合うべきです。エアコンや加湿器の使用を停止するといった環境の変更が勧められるかもしれません。患者によっては，唯一快適なのが，機械で調整された環境ではなく，窓やドアを開けた環境であることもあります。

患者と旅行する

　旅行のための施設・設備は，ナイチンゲールの時代からは大きく改善し増加

しました。今では，患者が，楽しみのために旅行したり，別の場所で治療を受けるために旅行したり，個人的な事柄や家族の行事に参加するために旅行したりすることもできるようになりました。どんな場合でも患者の状態が，旅行できるかどうかを決定する要因になります。患者を治療している医療者が，どのような条件下でどのような治療をしながらなら，旅行が可能かを決定することになるでしょう。

　患者と一緒に旅行する介護者は，ケアする人の健康とともに，自身の健康にも十分注意を払わなければなりません。行き先がどこであろうと，常に，処方された適切な薬と患者の状態に合った適切な医療用物品を旅行用に一式揃えておくことがとても重要です。患者の医療記録，服用薬名，服用量，治療した日をまとめた医師の診断書は必携です。健康保険証も重要です。健康保険で緊急搬送の費用も補塡されるかどうかも確認しておくようにしましょう。

　もし，医療者か介護者が，行き先で医療ケアの必要があると予期するなら，それは事前に計画されておくべきでしょう。介護者は，どんなタイプのケアが必要とされるか，そのケアを提供してもらえる明確な場所，そのようなケアを受けるための特別な条件などを知っておく必要があるでしょう。もし，通常のケアの一環として，あるいは旅行を支援するために，薬が処方されたなら，服用されるべき薬と服用頻度と量の詳細なリストを作成してください。重要な薬については，最低必要な量以上を予備として持参する用意をしておきましょう。旅行中の何らかの遅延や行き先での予期しない宿泊延長などの可能性も，いつでも考慮に入れておかなければなりません。

　航空会社は，通常，患者のための特別なサービスを提供してくれますが，必要とされることについては，事前に航空会社の職員に知らせておくことが大切です。航空会社の職員が，患者を車椅子で飛行機に乗せ，行き先に到着したら，飛行機から降ろしてくれます。患者の状態や好みによって，（通路側とか窓側とか）座席の配慮もしてくれます。事前にリクエストしておけば，特別食も用意してくれます。そうした要求事項について最初に相談するいちばんいい時期は，飛行機の予約を行う時です。旅行会社や航空会社の職員が，どのような支援が可能かを教えてくれ，実際にその飛行機に搭乗する職員とさらに連絡する必要があるかどうか，などを教えてくれます。

ホテルや地上交通の予約をする際にも，同様の詳細な注意が必要です。もし，患者が，タクシーやバスに乗ったりする際に介助が必要なら，手配を行う時にそのことを話しておくべきです。また，ホテルは，車椅子や，傾斜板，ホイスト（つり上げ装置），浴室の握り手などを用意できますが，予約をする際に事前にリクエストしておくことが重要です。

　機内持ち込みの荷物やハンドバッグに入れられる物には制限があります。そのことを事前に確認しておきましょう。薬のリストを用意し，患者がそうした薬を服用する必要があるということを記した医師のメモを持参しましょう。そこには医師の連絡先も記しておきましょう。航空会社にはそうした薬が機内に持ち込まれることを事前に知らせておき，航空会社が提供した指示に従った形で薬を荷物に詰め込むようにします。

薬と旅行

　薬は，正確な薬の名前と服用に関する指示が緊急時に確認できるように，オリジナルの容器のままで携帯するべきです。薬の一般名（ジェネリック名）のほうがブランド名より役に立ちます。ブランド名は国によって異なる可能性があるからです。介護者は，機内持ち込み用バッグに余分な量の薬を詰めておくようにすべきです。チェックインした荷物は，積み替えの際に紛失されたり到着が遅延したりすることがあるからです。介護者には，アヘンや注射器といった物品の医療的必要性を説明した医師の手紙の携行が，必要になるでしょう。そうした物品は，通関の際に管理官の注意を引く可能性があるからです。さらに，注射器は，それを使用して投与する薬と一緒に詰めておくようにします。また，介護者は，関係する空港，航空会社，大使館などに，そうした物品を携行して旅行するのに役立つ，事前に準備しておくべき役立つ書類があるかどうかを，確認しておくようにしましょう。

　外国への旅行の場合，患者の健康保険や他の旅行保険などが，医療緊急搬送を補填するかどうかを確認しておいてください。もし，可能なら，保険会社の連絡先の電話番号やその他の情報（メールアドレスなど）を記録しておきましょう。旅行しようとする国にある領事館の電話番号も記録しておいてください。（領事サービスはその国の首都でしか受けられない場合もしばしばです）。もし，患者が治療を必要とする特別な状態ならば，そのことを航空会社に必ず

連絡しておいてください。さらに，航空会社に必要な機器や特別食についても連絡しておきます。患者が搭乗の際や飛行機を降りる際に介助が必要なら，旅行の前に，旅行会社の職員や航空会社の職員にリクエストを出しておきましょう。

旅行する国や地域によっては，A型肝炎，B型肝炎，ポリオ，黄熱病などについて，予防接種を受けることが要求されるかもしれません。最大の効果を発揮するまでに6カ月もかかるワクチンもあります。旅行によっては，国際ワクチン証明書を持参する必要があるかもしれません。介護者は，患者とのこうした旅行を計画する前に，十分時間的余裕をもって，このようなことに関して医療者に相談しておくようにしましょう。

患者と一緒に旅行する介護者が，下痢を起こす感染症から患者や自分を保護するために，非常に注意を払わなければならない外国の地域もあります。保護するには，濾過され，煮沸され，塩素処理された水，通常，ボトルに入ってしっかり封をされた水のみを使うようにすることです。飲み物に氷を入れるのは避けてください。蒸される温度で加熱したもののみを食べるようにしてください。果物や野菜は，皮をむくことができるもの，固い外皮に包まれたもののみを食べるようにしてください。そして，通りのスタンドで売られているものは避けてください。とりわけ，まず十分な手洗いを頻繁に行ってください。ほとんどの場合，こうした状況で下痢になっても，自然に症状は治まります。脱水症状を起こさないように，定期的に水分をとることが必要です。もし，症状が長引くようなら，医師か看護師に相談する必要があります。旅行の事前計画の一端として，行き先で利用可能な医療サービスに関する情報も，入手しておきましょう。

IV 第4章 食事

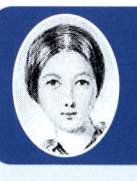

看護覚え書き
フローレンス・ナイチンゲール

● 食事

食事の時間についての留意の不足

　病人を注意深く観察する人なら誰でも同意するだろうが，食物がたくさんあるなかで，何千という患者が毎年飢えて衰弱しているのは，彼らが食べられるようにする単にその方法への留意が不足していることによる。この留意の不足は，病人には全く不可能なことをさせようと熱心に勧める人たちに顕著であるが，それは，自分たちに十分に可能なことをする努力をしない病人たち自身にも同じに顕著である。

　例えば非常に衰弱している患者の多くは，固形物を食べることは午前11時前は全く不可能であり，あるいはその時間まで何も食べないでいたために疲れ果てている場合は11時になっても全く食べられない。というのは，衰弱している患者は一般に夜間は熱っぽく，朝は口のなかが渇いているものであり，もし，彼らがその渇いた口で食べることができたとしても，それは彼らにとってかえってよくないであろう。1時間ごとの1匙のビーフティー[†1]，ワインで煮た

---

†1　病人食。赤身の牛肉を刻んで水に入れ，火にかけてかきまぜながら半量にまで煮つめ，塩で味をつけたものを布で濾す。ティーカップで供する。

アロールート†2，エッグノッグは，彼らに必要な滋養を与え，そのまま時間が経つと疲れすぎて回復に必要な固形物が喉を通らないほどになるのを防ぐだろう。それに，少なくとも嚥下のできる患者なら誰でも，こういう流動物ならばその気になれば嚥下することができる。それなのに，あばら骨つきの羊肉片とか，卵，一片のベーコンが，そんな時間にこのようなものを噛みこなすことなど全くできない患者（ちょっと考えればそれはすぐわかることだ）の朝食に指示されているのをじつにたびたび耳にする。

また，ある看護婦は患者に，ある一品を3時間おきにティーカップ1杯分与えるように指示されている。その患者の胃はそれを受けつけない。そういうときは1時間おきにテーブルスプーン†3 1杯ずつ試みなさい。それでもだめならば15分おきにティースプーン†4 1杯ずつを試みなさい。

生命は往々にして食事時間の分単位の正確さにかかっている

非常に衰弱した患者にとって，10分間の絶食状態あるいは満腹状態（看護婦が時間を守らなかったために，患者が食後あまり時間をおかずにほかの努力にとりかかることを強いられるとき，それを私は満腹状態と呼ぶ）の結果がどうなるか，私たちはそれを知ってさえいたならば，これを決して起こさないようにもっと注意するはずである。非常に衰弱している患者では，神経性不調による嚥下困難がよくあり，さらにほかのことで体力が要求されるとそれはいっそうひどくなるので，食事時間が分単位で守られないと，ほかの用事と重ならない何時何分にもう一度手配しなければならないのだが，そうなると彼らは次の空いた時間が来るまで何も食べることができない——というわけで，時間を守らなかったことあるいは10分の遅れが，2，3時間の遅れにもなりかねない。時間を分刻みで守ることがなぜそんなに容易ではないのだろうか。生命は往々にして文字どおりこれらの数分にかかっている。

---

†2　クズウコンの根から取った澱粉。くず粉に似る。
†3　食事用スプーン。計量に使う場合は大さじにあたる。1杯は約15ml。
†4　茶さじ。計量に使う場合は小さじにあたる。1杯は約5ml。

食物を患者の傍に置いたままにしない

　患者が手をつけていない食物を，そのうちに食べるだろうと思って次の食事まで彼の傍に置いたままにしておくことは，彼が少しでも食べることをかえって妨げるだけである。ちょっとしたこの認識不足のために，食物を最初の一品から次の一品へと食べ進むことが全くできなくなった患者たちを私は知っている。食物はちょうどよい時に持ってこさせ，食べてあってもなくてもちょうどよい時に下げさせなさい。あなたがもし，患者に何もかも嫌にさせたくないならば，患者の傍に"何かがいつもある"状態にさせてはならない。

　また一方では，ある患者（彼は食物の不足のために衰弱しかけていた）の生命が，「だけど，食べられそうに思う時間はないのですか？」という医師の単純な質問によって救われたことを知っている。患者はこう答えた。「ええ，あります。〇時と〇時にはいつも何か食べられそうです」。このことが試みられ，成功した。しかしながら，これを言うことのできる患者はめったにいない。観察してそれを見つけ出すのがあなたがたのすべきことである。

　病人は何か食べているとき，一人でいられるのならそのほうがよいことに議論の余地はない。そしてたとえ食べさせなければならないときでも，看護婦は病人が食べているときに，彼に話をさせたり，あるいは話しかけたりすべきではなく，特に食べ物の話はしてはならない。

　職業上必要に迫られて病気の間も仕事を続けなければならない人の場合，次のことを**どんな例外もない**規則とすべきである。すなわち，患者が食事をしている間は誰も彼に仕事を持ち込んだり話しかけてはならず，興味を起こさせる話題を食事の寸前まで彼と話してはならないし，また，食事中に気がせくことがないように，食事の直後の約束を入れてはならない。

　患者が食物を少しでも食べられるかどうか，あるいは患者の気立てがよくてなんとか食べようと努力しているときに，その食物を滋養にできるかどうかは，これらの規則，それも特に最初の規則を守ることにかかっている。

看護婦は自分の患者の食物について考えの決まりをもたなければならない

　私は看護婦にこう言いたい。あなたの患者の食物について考えの決まりをもちなさい。そのときまでに彼がどのくらい食べたかを思い出し，今日はどのく

らい食べるべきかを考えなさい。一般に，在宅患者の食物についての唯一の決まりは，看護婦が患者に供せるものとして何を持っているかということである。看護婦は自分が用意していないものを患者に与えることができないのは当然である。しかし患者の胃は，看護婦の都合を，ましてや彼女の強制を待ってはいない。もしその胃が今日まではある決まった時刻に刺激を受けることが習慣になっていて，明日は看護婦が食物を入手できなかったためにその時間に刺激がないとなると，患者はつらい思いをするだろう。この不足を補うために，そしてどんなに用意周到な人たちの間にでも起こる不意の出来事を修復するために，看護婦は創意工夫をしなければならないのだが，実際は"それらは仕方のないことだった"とされて，患者がつらい思いをすることに変わりはない。

　ごく些細な注意を一つ——患者のカップの受け皿に中身をこぼさないように注意しなさい，すなわち，患者のカップの底がよく乾いて清潔であるように注意しなさい。もし彼がカップを口にもっていくたびに，受け皿も一緒に持っていかなければならないとしたら，あるいは，そうしなければ患者のシーツやベッドガウン，枕，あるいは彼がベッドに座っていてその寝まきにしずくを落として汚すことになるとすれば，あなたの側のこのちょっとした注意の欠如が，患者の気分ばかりでなく食物への意欲さえもどれほど損ねることになるか，あなたにはまったくわかっていない。

● どんな食べ物を？

食物についてよくある考え違い

　病人について責任をもつ女性たちが病人食に関して最もよくする考え違いを一，二あげておこう。その一つは，ビーフティーがあらゆる食品のなかで最も滋養分があるという確信である。では，ちょっと試しに1ポンドの牛肉をゆでてビーフティーをつくり，その水分を蒸発させて，さきほどの牛肉から何が残ったかを調べてみよう。ビーフティー半パイントの水分に対して固形栄養物はわずかティースプーン1杯であることがわかるだろう。それでもそのなかには，紅茶と同じように，身体を回復させる力のある，私たちの知らない何かがある。しかしそれはほとんどの炎症性の病気の場合に与えてさしつかえない

が，十分な栄養が必要とされる健康な人あるいは回復期の患者にとってはあまり頼りにならないものである。また，卵1個は肉1ポンドに相当するとよく言われる——ところがこれはまったく違う。

卵

また，特に神経質あるいは胆汁気質の患者など，卵が合わない患者が多いこともほとんど注目されていない。したがって，卵を使ったすべてのプディングが彼らにはまずく感じられるのである。卵をぶどう酒で溶いて泡立てたものが，彼らにとってこの滋養物を食べられる唯一の形であることが多い。

野菜抜きの肉だけ

また，患者が肉を食べるまでに回復した場合，彼に肉を与えることが回復にとって必要な唯一のことだと考えられている。ところが物が豊富にある英国に住んでいる病人の間に壊血病によるただれが起きていることが実際に知られている。その原因をさかのぼって調べていくと，それはほかでもない，看護婦が肉ばかりに頼って，野菜は調理がとても下手だったために患者はいつも手をつけず残してしまい，その結果，患者をかなりの期間野菜なしで過ごさせたためであった。

病人食は化学ではなく観察が決めなければならない

ほとんどの場合，患者の胃は食品中の炭素あるいは窒素の量だけではない他の選択の原理に左右される。

重要な問題は，患者の胃は何を吸収でき何から栄養を得ることができるかであって，これについては患者の胃が唯一の判定者である。化学はそれを教えることはできない。患者の胃がその胃の化学者でなければならない。健康な人を健康に保つだろう食物が病人を殺すだろう。牛肉はあらゆる肉のなかで最も栄養分があって健康な人には滋養となるが，その同じ肉が病人にとってはあらゆる食物のなかで最も滋養にならないものであり，病人の半死状態の胃はその肉をほんの少しも吸収できない，すなわちそれを少しも滋養にすることができない。他方，健康な人はビーフティーだけの食事では急速に体力を失ってしまう。

病人の食物については確かな観察がまだほとんど行われていない

　そこで，患者に供給されるものとして彼が呼吸する空気の次におそらく最も重要なもの——すなわち病人が食べるものを決めなければならない人たちすべてがやるべきことは，"食品分析表"を読むことではなくて，患者の胃が出す意見を注意して観察することである。そこで私は言いたいのだが，看護婦にとって，患者の空気に気をつけることの次に何よりも重要な務めは，患者の食物の影響を注意して観察し，それを担当医に報告することである。

患者の食べること，飲むことを支援する

　病気の人やけがをした人にとって食事がどれほど重要かを理解することは，介護者になる準備の中で何よりも重要なことです。長い間廃失状態にあると，精神的な状態が栄養に影響を及ぼすこともあります。それは食欲の変化によるものかもしれませんし，気まぐれな食べ物の選択によるものなのかもしれません。寝たきりで動けないことや消化／吸収／代謝の欠陥が，食べ物をうまく摂取できない理由なのかもしれません。感染症，傷，骨折，貧血などでは，普通以上に多様な栄養素を摂取することが必要です。そして，そうしたニーズを満たすために，通常の食事をさらに栄養価の高いものにすることが必要になります。肥満，低体重の患者どちらの場合も，望ましい体重にすることがリハビリに不可欠なステップとなることがよくあります。咀嚼や嚥下に問題のある個人には，適切な食事を維持するために固さなどの調整が必要です。糖尿病，心臓病，消化器障害，肝疾患，胆嚢疾患，その他の医学的状態に関しては，通常，治療の一環として治療食がよく処方されます。

　医師，看護師，栄養士が患者の食事の処方をしますが，食べ物と飲み物が適切に摂取されるようにいちばんよく支援できるのは介護者です。家族の文化，社会，経済的背景および個人の特異体質に基づいて出来上がった食習慣は，変えるのが難しいものです。介護者には，患者の食べ物の好き嫌いを記録する機会があります。それを栄養士に報告すれば，栄養士は，栄養面で患者に必要とされる食事療法を処方する際に，患者の好みをできるだけ尊重するようにその

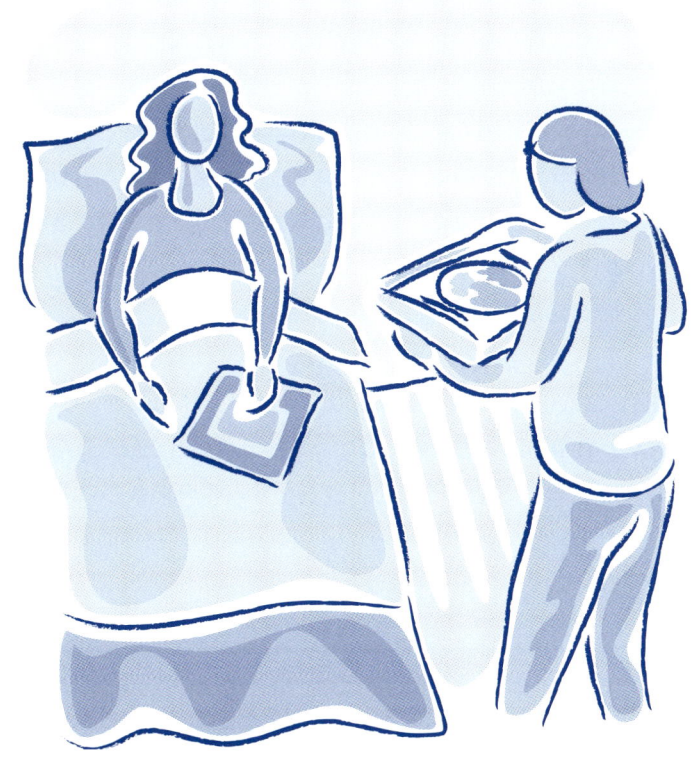

図4-1
栄養は，病気やけがをした患者には非常に重要。食事の楽しみが回復を助ける

情報を活用できます。介護者は，食事のすべての側面に注意を払わなければなりません。食べ物に関する強い嫌悪，アレルギー，文化的な禁忌などは，看護師や栄養士に伝えておきましょう。栄養士がなぜそうした食事を推薦するのかを理解するために，栄養士に話を聞くようにしましょう。また，栄養士は，最も健康的で食欲をそそるような方法で食事を準備するにはどうしたらいいのか，どのように盛りつければいいのかということについても指導してくれます。もし必要なら，どのように患者の食事介助をしたらいいのかということも指導してもらえます。

　また，介護者は，患者や家族たちが処方された食事について理解できるよう

に，栄養士と協働しましょう。そうすることによって，必要な食事パターンの変化に関して患者を支援する意欲が，患者と患者にかかわるすべての人に湧いてきます。いったん新たなパターンが受け入れられたならば，今度はそれを継続していくために，介護者の支援と励ましが必要になります。患者の状態の変化にしたがって，食事計画も変更されなければなりません。

患者は，自分の慣れた姿勢で，ストレスもない状態で食事がとれれば，また食事が（患者の基準に合わせて）見た目にも食欲をそそるように盛りつけられていたならば，そうでない場合よりも，よく食べてくれるでしょう。そのような状況を作り出すことも，基本的介護の一部なのです。

介護者は，すべての選択肢を試してみて，そのどれもが実際的ではないと判断された場合だけ，患者の食事介助をするようにしましょう。場合によっては，介護者が，食事時間に患者のそばにいて，患者が自立的に食事をするのを励ますだけで十分なこともあります。食事を他人の介助なしにとることができ，その食事を楽しむことができるのは，身体的健康，精神的健康の両面において患者の回復を促すものとなります。

病気の人，障がいをもつ人の食事介助

重い病気や障がいをもつ人は，自分で食事をとることができない場合もあります。そのような場合には，介護者が食事介助をするか，家族，友人，資格のあるボランティアなどから介助してもらえるように調整すべきです。けれども，食事をとるという，日常生活の活動のうちで最も個人的な活動を自分で行うことができずに他人の世話になるということは，患者にとって心理的にとてもつらいものだということを，心に留めておかなければなりません。病気の人やけがをした人の食事介助は，介護者にとっても負担になるかもしれません。介護者は，患者の食事介助について栄養士の指導を求めるべきです。そのような指導は，食事介助時に介護者が感じるかもしれない不安やフラストレーションを緩和するのに役立つでしょう。そして，それは，患者と介護者両方の心身の健康に貢献するでしょう。

食事時というのは，いつでも誰にとっても楽しい時間だと推測するのはやめるべきです。特に患者が食事介助される場合はそうです。それが楽しみでなけ

れば，患者がその食事をおいしそうだと感じなければ，そして食事介助をする介護者が喜んでそれをしていなければ，患者は，その時間を手早く済ませてしまおうとするために，食事をあっという間に済ませたり，一部しか食べないということが起こるでしょう。

　介護者は，患者にも自分にも快適な雰囲気を創りだすように努力しましょう。患者の食事介助をしている介護者は，可能ならば，自分も快適な状態で座り，食べ物はトレイまたはテーブルの上に，患者も介護者も見えるように置きます。患者には，食事のごく一部であっても，積極的に食事をする責任を担ってもらうようにしましょう。食事など重要な普通の日常活動を行う能力は，自立心と健康を取り戻すことに貢献します。同じ介護者が毎日食事介助をすれば，患者のリハビリの継続性はより高まります。これは，患者の食欲，意欲，摂食能力などの変化を記録するうえでの継続性という点でも好ましいものです。在宅療養する患者には，患者の状態のために要求されていたプライバシーと静かさを保つという条件が解除され次第，家族が囲む食卓へ戻るように促しましょう。食事の楽しさを増すことができることは何でも，特に患者の食欲が正常でない場合，患者の役に立つでしょう。一方，病気であったり療養中であったりする人は，十分に調理されていなかったり，保存がうまくされていないような食べ物の悪影響を特に受けやすくなるので，十分に気をつけましょう。

　一定の状況下では，患者には特別な経口による食事の介助が必要になります。訓練を受けた医療専門職が介助する必要がある場合もありますが，そうではない場合は，介護者が訓練を受けたうえで介助にあたります。介護者はさまざまな食事療法の原則について学んでおくべきでしょう。

手を洗う

　食事の前の手洗いは，個人の衛生のための基本的な規則です。そして，それは，患者や患者に食事を提供する"手"をもつ人には，より重要なことになってきます。人間の手は，微生物を運び伝播させていきます。したがって，こまめな手洗いは，感染を予防するために特に重要なのです。介護者は，石けんや洗浄液を使った頻繁な手洗いを習慣づけるべきです。患者に食事を提供する人

は誰でも，同じ規則に従うべきです。これには，たまにやって来て患者と一緒に食事をしたり，食事介助をしたりする友人や親戚も含まれます。これは，介護者が，関係するすべての人を感染から守るためにとることができる最も重要な手段の1つです。

　手洗いを促進するために，介護者は，食事をする場所の近くに洗浄液を置いておくようにするとよいでしょう。もし，洗浄液がなければ，手洗いは，いくつかの簡単なやり方に従えば，迅速かつ効果的に行うことができます。あたたかいお湯は，毛穴を開いて微生物を取り除くことができるので，手洗いのためには最も適しています。介護者の手の切り傷や皮膚の損傷は，感染源になります。そのような場合は，介護者や患者の食事を介助する人は誰でも，手洗いしたうえで，使い捨ての手袋を着用するようにしましょう。

　患者の食事を準備し提供するうえで，さらに気をつけなければならない点がいくつかあります。

- 介護者は，栄養士や他の医療専門職が指示した特別食に忠実に従わなければなりません。けれども，介護者は，その食事に関する患者の好き嫌いに注意して，それを栄養士などに報告します。その報告にはいつも，患者がその時点で伝えた好みも含めるようにします。好みは，時間を経るに従って変わってしまう場合があるからです。
- カウンターやまな板など，台所で食事を準備するのに使う調理器具の表面や流しは，定期的に漂白剤（1リットルの水に対し塩素漂白剤を小さじ1杯）で消毒してください。
- 調理を始める前に，抗菌石けんで手洗いをし，きれいなペーパータオルまたは綿のタオルで水を拭き取ってください。
- 魚や赤身の肉には十分に火を通してください。特に，細切れや引いた魚肉や肉を丸めたり棒状にまとめたりしたものには，注意して火を通すようにしましょう。
- 十分に火を通さない野菜や果物は，注意深く洗いましょう。
- 患者の状態や習慣のために，通常の食事時間以外の時間に食事をすることもあるでしょう。この点については栄養士に助言してもらえるでしょう。

そして，患者にも，食事時間の好みや1日の異なる時間に感じる空腹加減についても尋ねるべきです。
- 患者の食事について看護師，医師，栄養士に相談する際，介護者は，特定の食べ物，砂糖，塩，カリウム，その他の通常の材料に対して，摂取制限が加えられているかどうかをはっきり確認しておかなければなりません。
- 患者には，医療専門職の特別な指示に従う形で，定期的に飲み物をとるように促しましょう。
- 患者には，寝室や休息場所から離れたダイニングで食事をとるように勧めてください。
- 患者の状態が許すならば，友人や家族を招いて一緒に食事をとるように勧めましょう。病気で縛られている患者にとって，家族や友人たちとの食事ほど楽しいものはないのです。
- 差し込み式便器や簡易便器などの機器が，食事をする場所に置かれていないように注意してください。
- 食事の前には手洗いを確実に行ってください。
- 食事の前には，口の中をすすいだり，入れ歯はできれば洗うようにしましょう。
- もし患者がベッド上で食事をするようなら，座る姿勢を快適なものに整え，テーブルやトレイの高さを調節して，食べ物に手が届くようにしてください。
- 適切なお皿やナイフ類を用意しましょう。
- 食べ物が適切な温度で出されるようにしましょう。冷めた食事はおいしくありません。楽しみが食事のみに限られていることが多い患者の場合，特にそうです。

食事の際の補助器具

患者が飲食で感じている難しさを，特殊なお皿や食器を使うことによって緩和できる場合は，医師か看護師が，介護者にそう助言すべきです。特殊な食器などが，多く製品化されて市場に出回っています。手首を自由に曲げ伸ばしできない患者用の特殊な形状のスプーン，ふた付き／飲み口付き／2つの取っ

手／吸い口付きのカップ，ゆっくりと食事をする人のための保温機能付きの皿，そして特殊な握り手がついたナイフ類などがその例です。繰り返しますが，栄養士やその他の医療専門職は，特別な状況に対応できる道具についての知識をもっています。そして，数多くの道具の中から，どれがその個人の状況に最も適したものかを知っています。

V 第5章 ベッドと寝具

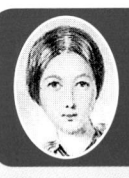

看護覚え書き
フローレンス・ナイチンゲール

●ベッドと寝具
　ベッド枠と寝具について少し述べたい。それは主に，全くあるいはほとんどベッドに寝たきりの患者に関してである。

●ふつうの寝具類の不潔さ
　してはならないことを示すための一例をもし私が探すとするならば，個人の家にあるふつうのベッドをその適例として取り上げたい。木製のベッド枠で，マットレスは2枚か，あるいは3枚もがテーブルの高さより高く重ねられ，ベッド枠の周囲には飾り布がめぐらされている——そんなベッドと寝具を十分に乾かしたり空気にあてることは，神業でもなければとてもできない。患者は当然，ベッドをつくった後の冷たい湿っぽさとつくる前の暖かい湿っぽさ，それも有機物質がいっぱい浸み込んだこの両方の状態に交互に身を置かなければならない。そしてそれは，何枚ものマットレスが患者の身体の下に置かれたときから始まって，それがばらばらにされるときまで続く。ただし，いつかそうすることがあればの話だが。

●清潔なシーツだけでなく汚れたシーツも空気にあてなさい
　健康な成人は肺と皮膚から24時間に少なくとも3パイントの水分を発散さ

せており，その水分はすぐにも腐敗物になる有機物質で飽和状態であること，そして病気のときはこの量が非常に増えることが多く，その質はいつもいっそう有害なものとなること，そういうことをもしあなたが考えるとして——次には，このすべての水分はどこに行くのだろうかと自分自身に問いかけてみなさい。それは主として寝具類に入っていく。なぜならほかにはどこへも行きようがないからである。そしてその水分はそこにとどまる。なぜならば，おそらく週に1回のシーツ交換時以外には，空気にあてることをしないからである。看護婦は，清潔なシーツを空気にあてて清潔な湿気を除くことにはこだわりすぎといえるほど念を入れるだろうが，汚れたシーツを空気にあてて身体に悪い湿気を除くことは決して考えつかないだろう。そのうえ，私たちが知る最も危険な悪臭は病人の排泄物から発するものである——それらの排泄物は，悪臭をベッドの裏側にゆきわたらせるに違いないような場所に一時的にせよ置かれ，しかもベッドの下の空間は決して空気が入れ換えられることがない。私たちの整え方ではこの空気は入れ換えられないのである。このようなベッドがいつもじとじとしていてはならないし，自然がわざわざ病気に命じて身体から排泄させたその糞便のようなものを，そこに寝ている不運な患者の身体のなかに再び送り込む手段にしてはならない。

●ベッドの幅が広すぎないこと

　幅の広いベッドがよいという偏見がある——私はこれを偏見だと考える。患者を広いベッドの一方の側からもう一方の側に動かしてさっぱりさせるのが目的ならば，患者を新たに用意したベッドに移すほうがずっと効果的である。それに，本当に重症の患者はベッドの上で迷うほど遠くまで動きはしない。しかし，幅の狭いベッドではトレイを置く余地がないと言われる。よい看護婦はベッド上にはトレイを決して置かないだろう。もし患者が横臥できるのであれば，ベッドサイドのテーブルからのほうがずっと楽に食べられるだろう。またどんな場合でも，ベッドはソファーよりも決して高くてはいけない。そうでないと，患者は自分自身が"手を出せない人間"という感じをもつ。彼は手を伸ばしても何にも届かないし，自分では何一つ動かすことができない。もし患者が横臥できないのであれば，床上テーブルを使うのがよい。患者のベッドはそ

の一方の側を壁面につけて置いてはならないことは言うまでもない。看護婦はベッドのどちらの側にも容易に行くことができ，身体を伸ばさなくても患者のどの部分にも容易に届くことができなければならない。これはベッドが幅広にすぎても高すぎても不可能なことである。

●ベッドは高すぎないこと

　9～10フィートの高さのある部屋のなかで，4～5フィートの高さのベッドに患者がいて，彼がベッド上で上体を起こすと頭の位置が実際に天井から2～3フィートにくるのを見ると，私はひそかにこう考える。これは病人に共通してあるあの特異な悲惨な気持，すなわち壁や天井が迫ってきて自分たちは床と天井の間でサンドイッチになるのではないかという気持にさせるためにわざともくろまれているのか，そして彼らのこの想像は確かにここでは事実とそれほどかけ離れてはいない，と。なおそのうえ，もし窓が天井まで届かない位置で終わっていると，たとえ窓が開かれていても，患者の頭は実際のところ新鮮な空気の層よりも高くなるであろう。

　ベッドがソファー以上に高いと，患者がベッドに入ったり出たりする際の余計な疲労は，患者（そもそもベッドへの出入りができる人）にとってそのたびに戸外か別室で2, 3分の運動ができるくらいに相当するだろう。人々がこのことについて考えもしないというのは，あるいは，24時間のうちにベッドにただ一度入ってただ一度出るだろう彼らに比べて，24時間ベッドにいる患者たちがどんなに多くの回数ベッドへの出入りを余儀なくされているかについて考えもしないというのは，全くもっておかしなことである。

●暗い場所に置かない

　患者のベッドは常に部屋の最も明るい場所に置かれるべきである。そして患者には窓の外が見えなければならない。

●褥瘡

　褥瘡の危険があるときは毛布を患者の身体の**下**には決して敷いてはならない，とは言っておく価値があろう。毛布は湿気を取り込んで湿布のように作用

する。

●重く通気性のよくない寝具

　病人の掛けものとしては，軽いウイトニー毛布[†1]以外のものは決して使ってはいけない。厚い木綿の通気性のない上掛けはよくない。というのは，それが病人からの発散物をその下に閉じ込めてしまうという理由からであり，これに対してウイトニー毛布はそれらを通り抜けさせる。衰弱している患者はいつも寝具の非常な重さに悩まされていて，そのために彼らは少しも熟睡できないでいる場合が多い。

　註記：枕について一言。衰弱している患者にはみな，どんな病気であっても多少の息苦しさがある。したがって，そのままの姿勢では本来のはたらきがほとんどできないという弱った胸から身体の重みの負担を少しでも軽くすることが，患者に枕を当てる看護婦の目的であるべきだ。ところが看護婦は実際何をしているか，そしてその結果はどうであろうか。彼女は煉瓦の壁のように一つの枕の上にまた枕を積み重ねていく。患者の頭は胸の上に垂れる。そして両肩は前に向けて押し出され，肺が広がる余地をなくしてしまう。実際には，枕が患者に寄りかかっていて，患者が枕に寄りかかっているのではない。どのようにしたらよいかは，患者の体格によって変わるものであるから，これについては一つの決まりを設けることはできない。背の高い患者のほうが低い患者よりよけいに苦しいが，それは長い手足が腰のあたりの**重荷**になるからである。しかし目的は，呼吸器官の**すぐ下**の背部を枕で支え，両肩がうしろに傾くことができるような場所を確保し，そして頭は前に落ちないように支えることである。死に瀕している患者では，これらの要点がおろそかにされるとその苦しみがひどくなる。病人の多くは，自分で枕を引きずって動かす力がないので，自分の本とか手近にある何かを腰の下に差し込んで背中を支えている。

[†1]　Witney　オックスフォード西方の町ウイトニーで生産されていたバスケット織りの毛布。ウイトニーはノルマン様式の建築が残る古い町であるが，18世紀にはこの毛布工場で有名になった。

患者の休息と睡眠を支援する

　私たちは，（緊張を伴う）痛みや不幸のために，あるいは覚醒している必要性のために奪われなければ，睡眠は当たり前のものと考えてしまいがちです。適切な休息と睡眠がとれないことは，疾患の結果起こる場合もあり，疾患の原因となることもあります。患者は当然，病気と制約のために引き起こされたストレスを感じがちです。ストレスは人生の反応としてごく正常なものですが，ある一定期間気をそらしたりリラックスしても，あるいは休息と睡眠をとっても，ストレスが緩和されなければ，それは病的なものになってしまいます。患者がゆったりとした睡眠の恩恵を受けることができるように，介護者ができることはいろいろあります。患者のためにその日をより心地よいものにできるものは何でも，患者がその日はよい過ごし方ができたと感じられるものは何でも，自然な睡眠の機会を増やします。

　不快な音，臭い，光景，などいらいらするような刺激を取り除くことは，空腹の緩和同様に，患者を睡眠に導くのに役立つでしょう。楽しい刺激であっても，睡眠時には避けるべきでしょう。マッサージ，優しいリズムの音，揺り椅子で揺られるような動きは，眠気を誘うかもしれません。音楽も睡眠を促すでしょう。よく選択された読み物も，不眠の原因である問題から心を逸らしてくれるので，睡眠の助けとなるかもしれません。成人の患者は，淋しさやホームシックをなかなか認めようとしませんが，他の人との接触や，他の人の存在が安らぎを与えてくれるかもしれません。夜になると家族や友人たちと一緒にいたいというきわめて普遍的な患者の願望に気づいて，できる限りその願望を満たすための努力が必要です。

　睡眠の重要性と睡眠障害の患者への影響に関するナイチンゲールの以下の助言は，引用する価値が十分にあると思われます。

　　眠っている患者を故意にしろ誤りにしろ決して目覚めさせてはならない，ということがあらゆるよい看護の必要条件である。眠りについたところを起こされた患者は，もう眠れなくなること必定である。患者は，2，3時間眠ったあとで目覚めさせられたときのほうが2，3分眠ったあとで

起こされたときよりも、再び入眠しやすいらしいというのは、奇妙ではあるが理解できる事実である。というのは、脳の刺激感応性と同様に、痛みはそれ自身を永続させ増強する。もし睡眠中に痛みが一時止まったか落ち着いたとしたら、あなたは単なる一時的休止以上のものを得たことになる。痛みの再発とそれが元と同じ強さで起こるというその両方の公算が小さくなるだろう。一方、睡眠が不足するとこの両方の公算は甚だしく大きくなるだろう。睡眠が非常に重要であるという理由はこれである。寝入りばなを起こされた患者は、睡眠を失うだけではなく眠る力も失うという理由はこれである。健康な人は昼間眠ってしまうと夜は眠れないだろう。しかし病人一般についてはこれがまったく逆であり、病人は眠れば眠るほどよく眠れるようになる。

ほとんどの人は、睡眠の準備としてごくシンプルなパターンに従います。ほとんどの患者にとっては、そのパターンとは、顔や手を洗うこと、歯磨き、髪を梳くこと、寝具が適切に心地よく配置されている様子を見ることなどです。患者は、ほとんどの場合、自分自身でこのパターンに従って準備することを好みますが、介護者が、その努力に力を貸し支援することが必要な場合もあるかもしれません。部屋の中の介護者の存在や人間の手の温もりが、訪問者が去り1人感慨に耽る際にだんだん高まる緊張をほぐすのにとても大きな助けとなります。

褥瘡

皮膚に生じる褥瘡（床ずれ）は、ベッド上、あるいは椅子に腰掛けているときに、自分で体位を変えることができなければ、どんな年齢の人にも生じますが、頻繁にこの問題が生じるのは高齢者です。褥瘡は通常腰から下の部分の、通常、背中の下部、かかと、ひじ、腰など、体の骨張った部分に生じます。ベッド、椅子、ギブス、添え木などと固いものからの圧力が皮膚に加わることによって起こります。痛みを伴うもので、場合によっては命を脅かすものにもなります。

褥瘡は、皮膚にかかる圧力が、皮膚に酸素を送る血流をある一定期間、通常

2～3時間，減少させたり止めたりした場合に生じます。圧痛がかかる部分の皮膚は，皮膚の外側，つまり外皮が壊死します。そして，もし治療されないまま放っておかれた場合は，傷口が開き，潰瘍を形成することもあります。傷口から細菌が侵入して感染症を生じたりする場合もあります。一般的に，褥瘡はたいていの人にはできません。私たちは，睡眠中でさえも，特に意識することなく常に寝返りを打って体位を変えているからです。長期療養している人，麻痺のある人，昏睡状態の人，とても体の衰弱している人などは，動くことができなかったり，通常体位を変えるためのシグナルとなる不快感や痛みを感じることができないことがあります。褥瘡は，また，"面力（索引力）"と呼ばれるものを通じて生じる場合もあります。皮膚が，長時間にわたって持続的に引っ張る力がかかる何らかの面，たとえばシーツなど，にくっついている場合にも生じます。皮膚の一部に持続的にかかる摩擦も褥瘡の原因となります。皮膚が汗，尿，便などに長い間触れていると損傷が生じ，この場合も褥瘡になりやすくなります。栄養状態が悪い場合も，褥瘡になるリスクが高まり，治り具合も悪くなります。

　褥瘡には，通常，痛みとかゆみを伴いますが，患者は，衰弱や疾患のために感覚力が弱まり，それを感じとることができないかもしれません。褥瘡は，圧迫部分における皮膚の発赤や炎症（ステージ1）から，筋肉の破壊，それから脂肪や骨の露出（ステージ4）までの4つのカテゴリーに分類されます。

褥瘡を予防する

　褥瘡は，介護者が細心の注意を払うことによって防ぐことができます。寝たきりの人や椅子に座りっぱなしの人の場合，皮膚を毎日観察すれば，褥瘡の兆候である皮膚の発赤や変色を早期に発見できます。そのような兆候はどれでも，体位を変えなければならないというシグナルで，寝たり座ったりする姿勢でも，皮膚の色が正常に戻るまで変色した部分に圧をかけないような体位を保つように注意してください。自分で体位を変えられない患者に対しては，少なくとも2時間おきに（可能ならそれより頻繁に）体位を変えてあげなければなりません。皮膚は，清潔に乾燥した状態を保つようにしなければなりません。かかとや肘など骨張った場所は，綿や軽い羊毛などの素材でくるんで保護するようにするとよいでしょう。褥瘡を防ぐために，特殊なクッション，マットレ

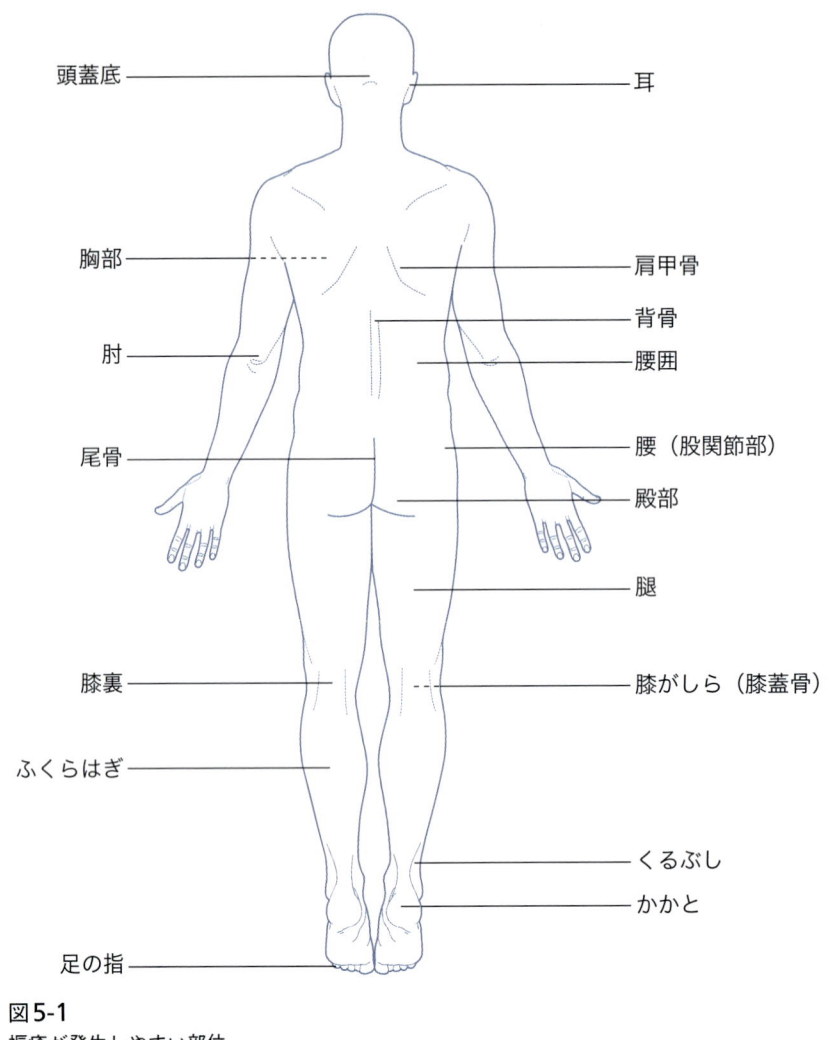

図5-1
褥瘡が発生しやすい部位

ス，その他の器具が開発されています。介護者は，患者が使う適切な器具について医師か看護師に尋ねてください。でも，こうした器具のどれであっても，褥瘡を完全に排除することはできません。患者の体位を頻繁に変えるのがなによりの防止策なのです。

最も褥瘡になりやすいのは，腰（股関節部），かかと，ひじ，尾骨の部分で

す。びらんは，皮膚とシーツ間の摩擦によっても生じます。褥瘡は，あっという間に発症します。皮膚の色の変色から，傷，そして筋肉への浸食から，骨まで達してしまう場合もあります。いちばんよい予防法は，皮膚を乾燥させ清潔に保ち，ゆったりとした衣服を着用することです。寝具はフランネルや綿100％が最善です。なぜなら吸水性にすぐれているからです。寝たきりの患者の場合，少なくとも２時間おきに別の体位がとれるように体位を変えてあげるようにしてください。最初に褥瘡の兆候が見えたら，その部分の皮膚の状態を毎日確認することが重要です。

　介護者は，褥瘡の兆候を発見したらすぐに，医師または看護師に連絡すべきです。一方，その間に介護者は以下のことをしましょう。

- 圧を褥瘡部から除くために，患者の体位を変える
- 褥瘡部が菌に感染する危険性を減少させるために，患者に触れるときには使い捨て手袋を使う
- 体の骨張った部分に圧がかかるような体位は避ける

褥瘡を治療する

　初期の褥瘡は，いったん圧迫が取り除かれると通常自然に治癒します。皮膚に損傷が見られる場合は，医師または看護師にドレッシング材（被覆材）など治療法に関して相談する必要があります。

VI 第6章 清潔

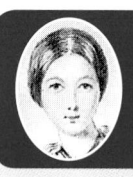

看護覚え書き
フローレンス・ナイチンゲール

●部屋と壁の清潔

　看護の仕事の大部分は清潔を保つことにあることを考えれば，看護婦は清潔であるべきこと，あるいは看護婦は患者を清潔にしておくべきことを看護婦に言う必要はないはずだ。十二分に行き届いた清潔さが見てとれないような部屋や病棟は，いくら換気をしてもさっぱりさせることはできない。病室にとってはカーペットはおよそこれまでに考え出された最悪の手段だろう。もしあなたがカーペットを使わなければならないのであれば，唯一の安全な方法は，それを年に1回ではなく2，3回取り外すことである。汚れたカーペットはまさに部屋を汚染する。病室に入ってくる人々の足が持ち込む大量の有機物がカーペットにいっぱい浸み込むに違いないことを考えれば，これは決して驚くべきことではない。

紙を張った壁，漆喰塗りの壁，油性ペンキ塗りの壁

　壁について言えば，最も悪いのは紙を張った壁で，その次に悪いのは漆喰壁である。しかし漆喰は，たびたび石灰塗料を塗ることによって直すことができる。壁紙はたびたび張り替える必要がある。光沢のある壁紙は多くの危険を取り除いてくれる。しかしふつうの寝室用壁紙はあるまじき壁紙である。

　空気も水と同じように汚される。もしあなたが水のなかに息を吹き込めば，

あなたの呼気にある動物性物質で水を汚すことになる。空気についても同じである。壁やカーペットに動物性発散物がいっぱいに浸み込んでいる部屋では，空気はいつも汚れている。あなたが防がなければならない病室および病棟の清潔の欠如は三通りに起こり得る。

外からの汚れた空気
下水からの発散物，汚い街路からの蒸発物，煙，燃料の燃えさし，わらくず，馬糞くずなどによって汚れた空気が外から入ってくる。

屋内からの汚れた空気
屋内からの汚れた空気，あなたが時々場所をかえているだけで決して除去していないほこりで汚れた空気。そしてこのことから，一つの必要条件というべきものが想起される。あなたの病室あるいは病棟のなかに出張り棚はできるだけ作らないこと。そしてどんな口実があろうとも，見えないところにはいっさい棚をつけないこと。そこにほこりが積もり，決して拭き取られることはないだろう。これは空気を汚す確実な方法である。

カーペットからの汚れた空気
カーペットから上がる汚れた空気。特に，外から入ってくる人の足によってカーペットに残された動物性の汚れがそのままにならないように注意しなさい。床も木目が平らに充填されて磨き上げられているのでなければ，カーペットと同じに悪い。学校の教室や病棟の床に浸み込んだ有機物質が，そこの湿気に含まれて上がってくるときの臭いは，そこで進行している危害を私たちに警告するに十分なほどである。

改善法
清潔でなければ，換気の効果は十分には得られない。換気をしなければ，完全な清潔は得られない。

健康な人には，自分たちにとっては辛抱強く"我慢"すべきちょっとした不便なことが，病人にとっては実際に死を早めるまでにはならなくとも回復を

遅らせる苦しみの根源となることを忘れてしまうという奇妙な癖がある。健康な人は同じ部屋に長くても8時間以上続けていることはめったにない。たとえ2，3分間であっても，彼らはいつでも気分転換ができる。たとえそこに8時間いるとしても，彼らはその間に自分の姿勢を変えるとか，部屋のなかでの居場所を変えることができる。しかし自分のベッドから離れることのない病人は，自分自身の動きで自分のまわりの空気や光，温かさを変えることはできないし，自分で静寂を得ることもできなければ，煙や臭い，あるいはほこりから逃れることもできない。あなたにとっては取るに足らないようなことによって，病人は本当に悪くなったり元気をなくしてしまったりする。

　"治せないものは我慢しなければならない"とは，看護婦にとってこれまでにつくられた最も悪く最も危険な格言である。看護婦の心のなかでは，忍耐と諦めとは不注意あるいは無関心と同じ言葉であり，それをもし彼女自身に関して言うのであれば卑しむべきことであり，もし彼女の患者に関して言うのであれば責められるべきことである。

●身体の清潔

皮膚を通して入る毒

　ほとんどすべての病気において，皮膚のはたらきは多少なりとも不調になり，多くの非常に重大な病気の場合，排泄はそのほとんどが皮膚を通して行われる。これは子どもの場合に特にそうである。しかし皮膚からの排泄物は，洗うか衣服によって除去されないかぎり，そこにとどまっている。看護婦は皆この事実を常に念頭におくべきである。なぜならば，もし看護婦が病人の身体を洗わないでいたり，汗その他の排泄物がたっぷり浸み込んだ衣類を病人に着せたままにしておくと，彼女はその患者に，効きのおそい毒薬の一服を経口で投与するのと同じように効果的に，健康のための自然の作用を妨害しているのだ。皮膚から毒を入れることは，口から毒を入れることと同じに確実である——ただその作用が遅いだけである。

●換気と皮膚の清潔は等しく重要

　病人が皮膚をていねいに洗って乾かしてもらったあとでどんなにほっとして心地よく感じているか，それは病床で最もよく観察されることの一つである。しかし忘れられてはならないのは，こうして得られたのは心地よさと安堵だけではないことである。事実それは，今まで彼らの生命力を抑圧していた何かが取り除かれたことで，それが解放されたということの表れにほかならない。したがって看護婦は，身体の清潔から患者が得るものはささやかな安堵にすぎないからそれは後回しにしてもいっこうにかまわないという口実のもとに，この世話を先に延ばすことがあってはならない。

　肺や皮膚から発する病気に特有の臭気を除くために，病人のまわりは風通しをよくしておくことによって空気を入れ換えることが必要であるのと同時に，皮膚の腺孔が排泄物で塞がれていないようにすることが必要である。換気も皮膚の清潔も，その目的とするところはほぼ同じ――すなわち身体から有害なものをできるだけ早く除去することである。

皮膚を蒸してこする

　看護婦はみな，日中は頻繁に手洗いをするよう気をつけるべきである。顔もそうすればなおよい。

　単に清潔であるというだけの清潔に関して一言言っておく。

　石鹸を使わずに水で洗った場合，石鹸を使って水で洗った場合，そして石鹸を使って熱い湯で洗った場合の水の汚れを比べなさい。第一の場合はほとんど汚れが落ちていなくて，第二の場合は少しは落ちていて，第三の場合はずっとよく落ちていることがわかるだろう。しかし，熱い湯を入れたコップの上にあなたの手を1，2分間かざすと，指でこするだけで汚れあるいは皮膚の垢をぼろぼろ落とすことができるだろう。蒸気浴をすれば，あなたはこのようにして全身を一皮むいてきれいになれるだろう。私が言いたいのは，水で洗ったり海綿拭きしただけではあなたは皮膚を本当に清潔にしてはいないということだ。目の粗いタオルを持って，その一端をごく熱い湯――そこにアルコールを少し加えるとより効果的だろう――に浸す。そしてそのタオルを指で皮膚のなかに擦り込むつもりでこすりなさい。出てくる黒い垢は，あなたがどんなにたくさ

んの石鹸と水を使っていても，まだ清潔ではなかったことをあなたに納得させるだろう。取り除かなければならないのはこれらの垢である。そして，浴槽と石鹸と海綿とが全部揃っていながらこすらない場合よりも，大きなコップ1杯の熱い湯と目の粗いタオルでこするほうが，あなたは自分を本当に清潔に保つことができる。

患者が身体の清潔を保ち，身だしなみを整える支援をする

　清潔は，心理的価値と生理学的価値の2つの視点から考えることができます。清潔と身だしなみは，その人の心の状態を映し出す外側の兆候です。ですから，それは，その人の意気と心の状態に密接に関連しています。だらしない自分の姿や不潔な自分の姿を見たり考えたりすると，気持ちも沈んでしまいます。けがや病気に苦しんでいる患者の場合は特にそうです。患者の清潔や身だしなみに関する介護者の役割は，患者によって異なります。同じ患者でも時間を経るに従って異なってくる場合もありますが，一般的に，自分の清潔と身だしなみに対する責任は，できるだけ患者自身に担ってもらうようにするのが最も良いでしょう。これは，当然，時間によって変化してきますが，介助度の低下や増加の状況に従って適切な介助をするのが介護者の仕事です。

　どのような場合でも，介護者は，患者が自立的に基本的な身体の清潔さを保つうえで，患者を支援する必要があります。患者には必要に応じて，皮膚，髪，爪，鼻，口，歯をきれいにするのに必要な設備，機器，介助が提供されなければなりません。清潔さの考えは人によって違います。でも，患者が，病気のために自分の清潔さの基準を下げるというようなことはあってはなりません。

入浴と個人的な身だしなみ

　患者の状態によって，毎日の身だしなみの仕方を変えなければならない場合もあります。たとえば，ほとんどの患者は，お風呂に毎日入ることを喜び，その恩恵も受けますが，患者によってはそれが望ましくない場合もあります。入浴の回数は，理想的には，患者の身体的ニーズと望みによって決定されるべき

です。けれども，場合によっては，入浴のきまりは，医師や看護師の指導に左右されることもあります。ほとんどの場合，入浴は，外見を清潔に保ち，体臭を抑え，浸軟（訳注：皮膚がふやけること）やその他のいろいろな刺激から皮膚を保護するために，頻繁に行われるべきです。

　比較的身体状況の良い患者はほとんど，床上浴よりも入浴やシャワーを好みます。これに関しても，治療にあたる医師や看護師に相談することが必要です。場合によっては，介護者が患者の入浴介助の訓練を受けたり，患者の介助に支援が必要になったりもします。医師や看護師の勧めで，特別な器具を入手することが必要な場合もあります。

　個人的な身だしなみもまた，患者のために提供できる心理的支援の1つです。ほとんどの場合，介護者は，身だしなみを整えるために患者が必要なものはすべて揃えておくようにします。これに関しても，簡単なガイドラインがあります。髪は，少なくとも1日に1回は梳くようにして，患者の基準に合うように整えます。洗髪は，患者の好みに従って行われるべきですが，不快な臭いが出ないような，また頭髪と頭皮の清潔が保てる頻度で行われるべきです。介護者は，ベッド上の患者にも，ベッド上の患者の体位に関係なく，不要に患者を疲れさせることなく，ベッド上で洗髪をすることができます。患者を当惑させることなくこれを適切に行う技術指導は，看護師から指導してもらうとよいでしょう。

　ほどんどの男性は毎日ひげ剃りをします。そして，もしできるなら，自分でひげ剃りをしたいと思っています。介護者は，ひげ剃りに必要なものすべてを整えます。場合によっては，鋭い刃をもつ通常のカミソリではなく電気カミソリを使うなど，医療専門職からの特別な指導に従ったほうがよい場合もあります。また，介護者は，爪とあま皮も良好な状態に保つ道具や介助も提供しなければなりません。

　場合によっては，介護者が，患者の意識状態やベッド上での体位に関係なく，患者の口腔と歯を清潔にすることを学ぶ必要があります。歯と歯茎は，健康な時よりも病気時によりいっそう清潔に保つよう配慮する必要があります。歯は，少なくとも1日に2回は磨くようにして，可能ならそれより頻繁に磨いてください。

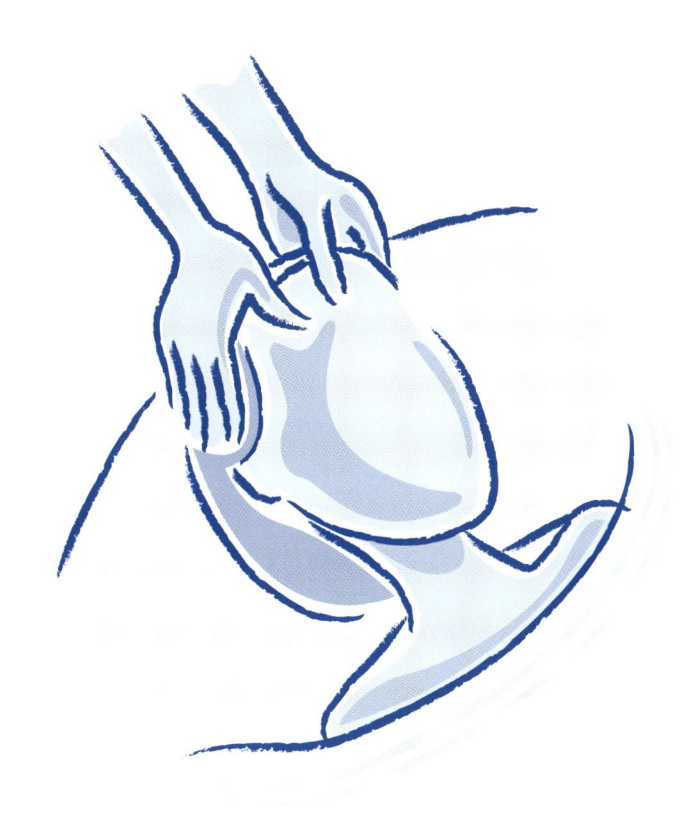

図6-1
個人的な身だしなみは，衛生のためだけでなく，患者の心理的健康のためにも重要

　清潔さと身だしなみについて患者の注意を促すために役立つ方法がいくつかあります。介護者は，以下の事柄を試みてください。

- 入浴やシャワー時の快適さ，温かさ，プライバシーを保つようにして，患者に入浴を勧める。
- 洗面用品，化粧品，衣服などの使用や補充に関して，患者が好みを示したり，選択したりできるようにする。
- 患者が身だしなみをうまく整えることができたらほめる。
- 清潔さやよい身だしなみについて，自身が手本となれるように心がける。

患者の排泄を介助する

　介護者は，身体からさまざまな形態の排泄物が排出される正常なプロセスについて認識しておくべきです。それによって変化に気づくことができ，医療者にそれを報告できます。患者には，発汗，排尿，月経，排便について，自分なりの"正常な"レベルがあります。介護者が，患者のこのような排泄のプロセスを経時的に観察して判断することが大切です。それは，しばしば，患者の状態の変化（悪化あるいは改善）を示す重要な兆候となります。

　介護者は，非常に異常な排出物については，臭いや外見によって判断できるはずです。大きな血便や血痰など，ある種の異常は，医師による診察がすぐに必要な場合もあり，救急対応が必要な可能性もあります。

　食事同様に，排泄も感情に密接に関わっています。ストレスは，しばしば下痢や便秘などとして現れ，排泄の頻度に影響します。不安感をもつ患者は，毎時お手洗いに行きたいと感じるかもしれませんが，実際の排尿には変化がありません。うつ状態の患者は，何日も排便が見られない場合があります。排尿と排便はデリケートな事柄で，社会的あるいは性的にタブーとなっている場合もあります。排尿，排便，月経は，礼儀正しい会話の話題としては考えられないもので，一般の人々は，そうした事柄に関してはあまり情報をもっていないものです。ですから，医療者，特に自分と反対の性別の医療者にはそうしたことは話しづらいと考える人が多いのです。このように社会的かつ身体的に配慮が必要なことは，ケア計画を作成する際に，患者がこの点に関して正常に機能できるように，考慮されなければなりません。同時に，プライバシーと尊厳もできるだけ保つように配慮されなければなりません。

　女性の介護者は，女性患者が男性には恥ずかしくて言えないようなことも話すように促すことができます。同様に，女性の主治医をもつ男性患者は，そのようなことを男性の介護者には話せるかもしれません。排便・排尿時のプライバシーと身体的安寧は，年齢と習慣を考慮して提供されるべきです。できる限り，正常な排泄を促すような生理学的な姿勢をとるように患者には勧めましょう。もしベッド上で使う差し込み式便器が必要なら，介護者は，その使い方について指導を受ける必要があります。

　排泄には，患者を車椅子でトイレまで連れていくのが最善です。もし，患者

がベッドから離れることができるならば，差し込み式便器の代わりに移動式の室内便器を使用するのがよいでしょう。今は，便器の上にちょうど合うように作られた椅子もあります。家庭では，普通の椅子を室内便器用に改造することも可能でしょう。重症の患者の場合でさえも，半分横になった姿勢で直腸を空にしようとする緊張は，ベッドから起きて排便のために室内便器へ移動する緊張よりもはるかに大きいものなのです。

皮膚のケア，安寧の用意，臭気の抑制，冷気の予防は，汗をかき過ぎるような患者の場合，注意が必要な問題です。多汗と過剰な乾燥肌には，医師や看護師による治療法の処方が必要かもしれません。

身体からの分泌／排泄物は臭気が強いので，自分で除去したり，その分泌物をすぐに捨てたりすることができない患者は，それに対して適切で迅速な対応がなされなければ，恥ずかしい思いをしたり，他の人に不快感を与えたりしかねません。もし，完全にそのような問題を解決できなくても，問題を減少させたり最小限にしたりできるのは介護者なのです。また，介護者自身も，患者の分泌／排泄物に接触しないように自分を保護しなければなりませんし，他の人も同様に保護しなければなりません。これに関しても，特別な方法や特別な機器があるかもしれないので，どうするのがよいのか，医療者に助言を求めるとよいでしょう。一般的には，尿や便を迅速に取り除き，容器も清潔に保つようにしましょう。場合によっては，臭気に対して，エアコン，消毒薬，消臭剤などを使う必要があるかもしれませんが，それらの使用も，臭気の原因への対策に代わるものでありません。臭気の原因への対策はできるだけのことを行うように心がけましょう。

清潔と感染

フローレンス・ナイチンゲールが，看護実践を始めた頃には微生物学という科学はまだ発達していませんでしたが，彼女は，すでに清潔と感染の広がりとの関係を理解するようになっていました。彼女は，ほこり，汚い空気，不衛生な状態が疾患を感染させていくということを観察から学んだのでした。彼女がこうした有害な状態への対応として提案した手段は，現在私たちがさまざまなタイプの感染として理解するものへの対策として，今なお健在なのです。

ほとんどの感染は，微生物と呼ばれる非常に小さな生き物である細菌とウイルスが原因です。そして，それらは，私たちの生活環境のどこにでも存在しています。多くは，皮膚，口の中，そして人間の体の他の部分にも棲息しています。健康な人は，こうした生き物と調和をとりながら生活をしているのです。微生物の性質，その人のもつ自然な保護力，免疫システムなどが，微生物が無害であるか，それとも疾患の原因になるかを決めるのです。感染症は，微生物が体の中で増殖し，体の保護システムを圧倒したときに発生します。体が闘い返せば一応均衡状態が保たれますが，それが慢性的感染症となることもあります。あるいは，医学的治療を受けても受けなくても，体が侵入してくる微生物を破壊してしまう場合もあります。感染の主な原因は，次のようなものです。

- 細菌：喉頭炎の原因となる化膿レンサ球菌や，尿路感染を引き起こす大腸菌など非常に微細な単体有機細胞。
- ウイルス：最も微細な感染有機生物。自力では増殖することはできないが，細胞の中に侵入して，その細胞組織を利用して増殖する。水痘や帯状疱疹の原因となる水痘・帯状疱疹ウイルス，一般的なかぜの原因となるライノウイルスなどがその例である。
- 真菌類：植物の一種。酵母，かび，きのこは，すべて真菌類に属する。腟の酵母感染の原因となるカンジダ・アルビカンス，みずむしの原因となる足白癬菌などがその例である。
- 寄生虫：自分よりずっと大きな有機生物あるいは"宿主"の体の中に棲息する虫や単細胞動物などの有機生物。蟯虫，マラリアの病原体である熱帯熱マラリア原虫などがその例である。

　物理的な防壁や免疫システムが，通常は体を微生物から保護してくれます。物理的な防壁とは，皮膚，粘膜，涙，耳あか，粘液と胃酸などです。尿路から侵入してくる微生物は，通常の排尿で体外へ押し流されてしまいます。免疫システムは，白血球と抗体を使って除去します。
　私たちが"発熱"と呼ぶものは，感染やけがから身体を保護するための反応として起こる体温の上昇です。口腔体温計を使って37.8℃より高い場合に，

熱があると考えます。37℃が"平熱"と考えられていますが，体温は，1日のうちで差があります。朝がいちばん低く，午後がいちばん高くて37.7℃くらいになることもあります。

体温を支配するのは，人間の脳の中にある視床下部です。皮膚からの体温喪失を少なくさせるために，血液を皮膚の表面から体の内部に移動させることによって体温を上げます。震え（寒気として感じる）は，筋肉を収縮させることによって熱を生み出そうとするために起こる場合があります。体温を上げる体の働きは，血液が新しいより高い温度で視床下部に届くまで継続します。高い温度は，視床下部が正常な体温を再設定するまで維持されます。再設定されると，体は発汗することによって余分な熱を放出し，血液は皮膚へと移動していきます。

通常，熱には明らかな原因があります。必ずではありませんが，ほとんどの場合，感染（たとえばインフルエンザや肺炎など）によるものです。医療者は，通常，身体検査と簡単な検査をすることによって，発熱の原因を診断できます。はっきりとした原因がないのに発熱が数日間続くようなら，精密検査が必要かもしれません。

感染を予防する

介護者は感染の広がりを防ぐための手順と実践を学んでおくべきです。そうした手順や実践は，次のような通常の活動時に特に重要になります。

- 食事を運んだり食事介助をする。
- ベッドを整える。
- 入浴や排泄で患者を介助する。
- 食器，差し込み式便器，その他患者が使用する器具を扱う。
- 手洗いをする。

人間の手は，微生物を運搬するので，手洗いは，感染防止のためには特に重要な手段です。介護者は，石けんや消毒液などを使ってできるだけこまめに手洗いをする習慣をつけるべきです。これは，感染予防策として介護者がとることができる最も重要な手段です。汚染された手は，患者および介護者にとって

危険なものです。また，介護者や患者の手に触れるかもしれない家族や友人にとっても危険です。

　手洗いは，ごく簡単な手順に従えば迅速で効果的に行うことができます。手洗いにはあたたかいお湯が最適です。お湯は，皮膚の毛穴を開き微生物を取り除くことができるからです。介護者の手の切り傷や皮膚の損傷は，感染源になります。そのような場合，介護者は，患者を介助する際には，手洗いをしたうえで使い捨ての手袋を着用するようにしましょう。

　最も効果的な手洗いの方法があります。まず，指輪，時計，ブレスレット，その他手首のアクセサリーなどを取り去ります。これらは，微生物の住処となることがよくあるからです。身体ケアを提供する介護者は，マニキュアは使うべきではないでしょう。手はごしごしとしっかりと洗いましょう。指先や指の間など，特に注意しながら洗ってください。すべての表面をしっかりと洗ってください。石けんなどを使い，指間，手の甲，手首から2センチくらい上までしっかり洗ってください。石けんの界面活性剤は，ほこり，有機物質，皮膚から出る一過性の物質などを効果的に取り除いてくれます。けれども，石けんの中には，特にその表面がぬれたままの状態だと，細菌がそこで成長していくものもあるということも認識しておきましょう。石けんは乾燥した状態で保つようにしてください。ディスペンサーを使う液体石けんもいいかもしれません。医療者が，棲息する微生物を殺したりその成長を妨げる消毒剤の使用を勧める場合もあるかもしれません。手洗いに使われる消毒液の中には，その機能が何時間も持続するものもあります。

　石けんを十分に泡立てたのち，できれば流水の下で手をよくすすぎましょう。流水がないところでは，容器に水を入れ，その水を手の上からかけ流すようにしましょう。この時に使う水はきれいなものでなければなりませんし，使うごとに新しいものに代えてください。

　爪の下の皮膚には細菌が非常に集中しやすいので，介護者は爪は常に短くしておくようにしてください。手の切り傷やかすり傷はきれいに洗い，適切なバンソウコウや救急バンソウコウを貼って保護します。バンソウコウなども，バクテリアの住処とならないように頻繁に取り替えるようにしてください。

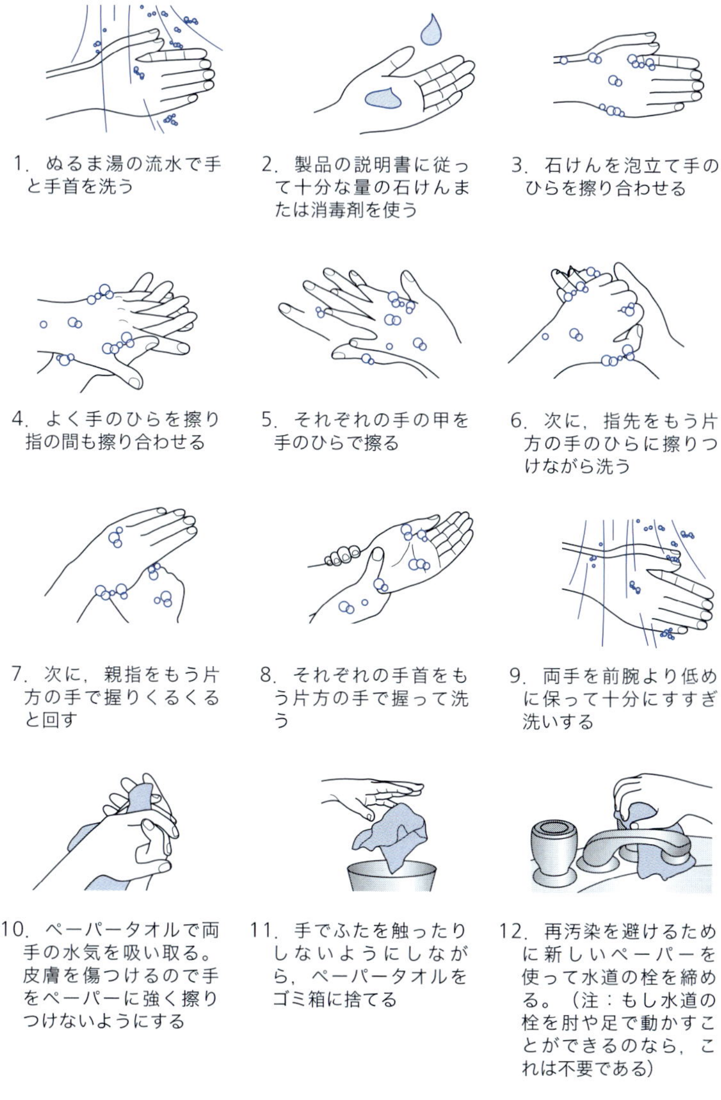

1. ぬるま湯の流水で手と手首を洗う
2. 製品の説明書に従って十分な量の石けんまたは消毒剤を使う
3. 石けんを泡立て手のひらを擦り合わせる
4. よく手のひらを擦り指の間も擦り合わせる
5. それぞれの手の甲を手のひらで擦る
6. 次に，指先をもう片方の手のひらに擦りつけながら洗う
7. 次に，親指をもう片方の手で握りくるくると回す
8. それぞれの手首をもう片方の手で握って洗う
9. 両手を前腕より低めに保って十分にすすぎ洗いする
10. ペーパータオルで両手の水気を吸い取る。皮膚を傷つけるので手をペーパーに強く擦りつけないようにする
11. 手でふたを触ったりしないようにしながら，ペーパータオルをゴミ箱に捨てる
12. 再汚染を避けるために新しいペーパーを使って水道の栓を締める。（注：もし水道の栓を肘や足で動かすことができるのなら，これは不要である）

図6-2
手洗いの手順—慎重に！

衣服の汚染

　感染する微生物はどこにでもいます。予防策をとらなければ，微生物が介護

者の衣服を汚染することもあります。介護者は，汚染された寝具を扱うときには手袋をはめて，手袋をはめた手は自分の衣服からなるべく離すようにします。汚染が生じる仕事とそうではない仕事を行う間には，衣服を着替える必要があるかもしれません。感染している寝具は袋に入れて，他の洗濯物とは別に非常に熱いお湯で洗濯してください。

　感染予防のために，介護者が尊重すべき基本的規則は以下のとおりです。

- 介護者の手や腕の切り傷やかすり傷は，防水のバンソウコウで覆うようにする。細菌とウイルスに対して防壁となるようにするためである。バンソウコウ自体も感染の巣となるかもしれないので，できるだけ頻繁に取り替える。
- 手が体液で汚染されるかもしれないような場所ではどんなところでも，使い捨てのラテックスまたはビニールの手袋を使用する。
- 注射器や鋭い器物は，固い容器に入れて注意深く廃棄するようにする。
- 食器は，食後すぐに洗う。場合によっては，使い捨ての食器を使うのが好ましいこともある。

　食べ物を扱ったり患者に身体的ケアを提供するときに，使い捨ての手袋を使用すれば，感染が拡大するのを予防するのに役立ちます。介護者は，医療者に相談するとよいでしょう。

局所感染の特徴

　もし感染症が発現したら，介護者は，それをできるだけ早くに見極めることが重要です。そして，指示を得るためにその状態を医療者に報告してください。以下の兆候に注意してください。

- 皮膚感染：通常，皮膚の発赤として現れる炎症が生じる。時に，腫れや熱をもっている場合もある。
- 呼吸器系の感染：通常，分泌物が増加する。同時に，咳，喉の痛み，呼吸困難などを伴う。
- 尿路感染：痛みと頻尿の兆候が見られる。症状には，尿の濁り，血が混じっ

たような尿の色，異常な"魚くさい"臭いなどが含まれる。
- 消化器系感染：腹部に異常な痛みを感じ，吐き気，嘔吐，下痢，食欲不振などの症状が伴う。
- 神経中枢系感染：混乱，眠気などの徴候，首の凝り，頭痛，光がまぶしくなるといった症状が見られる。

細菌感染

　抗生剤は，一般的に細菌や真菌には有効ですが，ウイルスには効きません。抗生剤は，微生物を殺したりその増殖を抑えたりします。そうすることによって，身体の自然な保護力で微生物を排除できるのです。それぞれの抗生剤は，特定の細菌にしか有効ではありません。どの抗生剤がその特定の感染に最も有効なのかを判断できるのは医療者のみです。細菌は，時間を経ることによって変る性質をもっています。細菌によっては抗生剤に対して抵抗力をつけるものもあります。抗生剤の服用は必要なときだけに限定するのが重要で，それが細菌の抵抗力を最小限に抑えるのに役立ちます。

　感染の治療の仕方によって，抗生剤が注射によって投与される場合も，経口で服用される場合もあります。抗生剤は，感染する微生物を除去するために必要です。抗生剤の投与は，通常，5日間以上継続されます。抗生剤による治療を予定より早くに止めてしまうと，細菌が力を盛り返し感染症が再発したり，細菌の抗生剤に対する抵抗力を強めてしまうことになりかねません。処方された抗生剤が患者にどのように投与されるべきかは，医師，看護師，薬剤師などの医療者に説明してもらいましょう。抗生剤によっては，空腹時に服用されるべきものや，逆に食べ物と一緒に服用されなければならないものもあります。

真菌感染

　酵母菌，かび，きのこはすべて真菌類です。真菌は種類によって，非常に微細な胞子を空気中にまき散らすことによって増殖するものもあります。そうした胞子を吸い込んでしまうこともありますし，それが体に接触してしまうこともあります。真菌感染が，通常，肺や皮膚から始まるのはこうした理由からです。けれども，皮膚に降り掛かったり肺に吸い込まれた真菌のほとんどは，感染を引き起こすものではありません。そして，人から人へ伝染することもめったにありません。真菌を食い止める身体の正常な均衡が崩れたときに，感染が

生じるのです。たとえば，通常消化器系と腟に存在する細菌は，ある一定の真菌がその部分で増殖するのを抑制します。抗生剤を服用すると，こうした役立つ細菌も殺されてしまい，確認されないまま真菌が増殖してしまうということが起こるわけです。

　真菌感染を引き起こす危険因子は以下の通りです。

- 抗がん剤（化学療法薬），コルチコステロイドなど免疫力を抑制する薬剤の使用。
- 以下を含む疾患や状態：AIDS，腎不全，糖尿病，肺気腫などの肺疾患，ホジキンリンパ腫その他のリンパ腫，白血病，広範囲な火傷，臓器移植。

　薬を真菌感染に使うことはできますが，真菌の構造と化学的構成のために，殺すのは難しいものです。抗真菌薬は，真菌感染している部分の皮膚に直接塗布します。深刻な感染の場合は，経口で服用されたり注射で投与される薬を使用する場合もあります。治療は数ヵ月にわたる場合もしばしばです。

ウイルス感染

　ウイルスは，風邪から狂犬病，肝炎，天然痘に至るまで人間のさまざまな病気の原因となります。ヒト免疫不全ウイルス（HIV）感染は，2つのウイルスHIV-1とHIV-2が原因となります。ウイルスとは真菌や細菌より小さい微生物で，増殖するためには生きている細胞の中に侵入しなければなりません。ウイルスは細胞にぴたっとくっつき，細胞の中に入っていき，複製を作るための情報を含むDNAやRNAを放散するのです。宿主細胞は，その指示に従い，ウイルスの複製を作っていきます。通常，感染した細胞は死にます。しかし，死ぬ前に他のウイルスを放ち，放たれたウイルスがまた他の細胞を感染させていくのです。場合によっては，宿主細胞が殺されない場合もありますが，抑制が効かなくなり正常な細胞分裂を行うことができなくなると，がん細胞に変わるのです。感染細胞を殺さないウイルスの中には，遺伝物質を細胞の中に残し休眠状態に入るものもあります。これは，"潜伏感染"と呼ばれます。休眠状態の物質は，一定の期間を経てまた成長し，疾患の原因となる可能性もあります。個々のウイルスは，通常，1種類の細胞にしか感染しません。たとえば，

かぜのウイルスは，上部呼吸器の細胞にしか感染しません。ウイルスは，複数の方法によって体に侵入します。たとえば，吸い込まれる場合，飲み込まれる場合，蚊や他の昆虫に噛み付かれることによってうつされる場合などがあります。

　身体は，さまざまなウイルスに対して，皮膚など物理的防壁や，免疫システムの中の防御活動を活性化したりすることによって体を守ろうとします。白血球は，ウイルスやウイルス感染した細胞を攻撃して破壊します。中には"リンパ球"と呼ばれるものも含むこうした白血球は，侵入ウイルスの特徴を"記憶"し，同じウイルスによる後の侵入に際しては，より迅速により効果的に対応できるようになります。これが，私たちが"免疫"として知っているメカニズムです。これはまた，ワクチンが効果を上げる土台となります。感染細胞は，"インターフェロン"と呼ばれる物質を産生し，感染されていない細胞の感染に対する抵抗力を強めます。

　ウイルスと闘う抗ウイルス薬も開発されてきています。主として，複製の生産を妨げる目的の薬です。ウイルスの特性，サイズ，複製方法が，薬を使ってウイルスを攻撃するのを難しくしています。たとえば，細菌や真菌は，ウイルスよりずっと大きく，薬が直接的に働きかけることができる多くの代謝機能をもっています。抗ウイルス薬は開発するのが難しく，中には，人間の細胞にとって有毒性をもつものもあります。ウイルスはまた，抗ウイルス薬に対しても抵抗力を発達させることもできます。抗生剤は，ウイルス感染には効果的ではありませんが，ウイルス感染と細菌感染の両方がある患者には，抗生剤も使われることがあります。

ワクチン

　ワクチンは，体の細胞がウイルスに対して闘うのを助けるために開発されたものです。ワクチンには，特定のウイルス，あるいはそのウイルスの一部が不活化された（殺された）ものが含まれています。たとえば，インフルエンザワクチンの場合，3つの異なる株のインフルエンザウイルスに対して身体を保護するものです。インフルエンザウイルスの変化に対抗するために，毎年，異なるワクチンが提供されることもあります。専門家が，当該地域でその年のインフルエンザで優勢だったウイルスの株と他の地域で優勢だったウイルスの株を

判別して，それに基づいて，どのウイルス株が翌年流行りそうかを予測します。

　インフルエンザに対するワクチンは，小児や50歳以上の人，および糖尿病，肺疾患，心疾患など慢性病をもつ人など，重症になりやすい人々にとって特に重要です。介護者は，自分が介護する人がワクチン接種をすべきかどうかについて，医療者に相談しなければなりません。

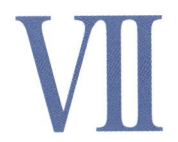

VII 第7章 希望や助言を気楽に言う

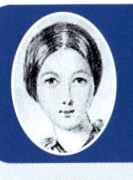

看護覚え書き
フローレンス・ナイチンゲール

● **希望を気楽に言うのは病人の命取り**

　"希望や助言を気楽に言う"とはおかしな見出しに見えるかもしれない。しかし私は実際，病人が耐え忍ばねばならないものとして，彼らの友人たちが言うどうしようもない安易な希望ほど苦痛なものはほかにないと思う。私の広範囲で長期にわたる実際の経験から，他の人や私自身が病気であった間に観察した習慣でこれほど悪い影響を及ぼすと私が断言できるものはほかにない。病人のすべての友人，見舞客および付添人に，私は真剣に訴える。病人の危険な状態を軽くみなしたり，彼らの回復の見込みを誇張することによって病人を"元気づけ"ようとする習慣はやめてほしい。

　自分自身の状態について聞きたいと本当に望む病人には，医師が真実を告げることが現在では以前よりもずっと多くなっている。

　病人の主治医が聴診器を用い，脈や舌その他を調べるというあらゆる手だてを利用して診断し，そしてたぶん長年にわたる観察，それも病人を見舞った友人ができただろうよりもはるかに十分な観察のすえに述べた意見よりも，その友人（たとえ彼が医師であっても）が病人をざっと観察したあとで言う意見のほうが病人にとって重きをなすだろうと考えることは，どう大目にみても非常に愚かしいことである。

患者は自分について語りたがらない

　実際のところ患者は，これらの悪気はないがうんざりさせられる友人たちによっては少しも"元気づけられる"ことはない。それどころか，患者は気を滅入らせ疲れ果ててしまう。一方，もし患者が，レギオン[†1]という名のこの大勢の陰謀団の一人一人に，自分がなぜみんなと同じには考えないのか——どういう点で自分の症状がもっと悪いのか——みんなの全く知らないどんな症状があるのか——を一生懸命話していると，彼は"元気づけられる"どころか疲れてしまい，彼の注意はもっぱら自分自身に向けられる。一般に，本当に具合の悪い患者は自分についてあまり話したがらない。ヒポコンデリーの患者は話したがるが，前にも断ったようにここではヒポコンデリーの患者には言及しない。

患者のためにと述べられるばかばかしい慰め

　他方，よく見かける場面だが，もし患者が自分自身についての会話から少しでも早く逃れたいがために，シェイクスピア流に「おお！」「ああ！」「さあ！」「本当に！」という言葉しか発しないときは，患者は思いやりの欠如のために塞ぎ込んでいるのだ。彼は友人たちに囲まれながら孤立していると感じる。彼は，このばかばかしい希望や元気づけの言葉のシャワーを自分の頭上から浴びることなしに，気どらず率直に話せる人，そして，「神の御意であと20年の生命があなたに与えられますように」とか，「これからが働きざかりですよ」と言い張ったりしない人で，自分の願望や方針を話せる人，そんな人が一人でもいればどんなに楽だろうと思う。伝記や医学論文に記されている事例の終わりに，「Aは長らく患ったのち思っていたより急に死んだ」あるいは「彼自身にとっても他の人たちにとっても思いもよらないことに」とあるのを見ることがなんと多いことか。よく見なかったために見えなかった他の人たちにとっては"思いもよらない"ことであったかもしれない。しかし，"彼自身にとって思いもよらない"では決してない。私には，このような逸話についての内部的な証拠から，また同じような場合を見てきたことからも，次のように確信する資格

---

　†1　Legion, legion　古代ローマに60ほどあった軍団。1軍団に5,000人余もの兵士がいたことから"大勢"を意味する言葉となる。

があると思う．すなわち，Aが死ぬだろうと予期する理由は十分あったし，彼はそれを知っていたのだが，彼は彼自身が知っていることを友人たちに力説しても無駄だとわかっていたのだ．

　私はこれらの意見を，急速に終焉する急性患者や"神経性の"患者について言っているのではない．

　急性患者の場合，自分自身の危険への関心はほとんど感じない．小説であれ伝記であれ，フィクションの作品にあってはこれらの臨終はだいたいにおいて，知性の清澄さのなかの神々しいまでのものとして描写されている．悲しいことに数多い臨終の場での私の経験から言えるのは，そのような場面はほとんどあるいは全く見たことがないということだけだ．肉体上の苦しみに関すること，あるいは死を迎えようとしている人がやり遂げておきたいと思う何らかの仕事に関することを除いては，無関心が最もふつうの状態である．

　他方，"神経性の患者"は，架空の危険を自分で思い描いたり他人に説明するのを楽しんでいる．

　しかし，長い慢性病の患者，自分自身をわかりすぎていて，主治医からは二度と活動的な生活を送ることはないだろうと告げられている患者，毎月，前の月にできていたことのうち何かを諦めなければならないと感じている患者——ああ，どうかそのような病人に向かっての希望のむだ口は慎んでもらいたい．あなたが彼らをどんなにいらいらさせ疲れさせるかがあなたにはわかっていない．このような本当の病人は，自分自身についての話をすること，そしてましてや彼らが全く期待もできないことに望みをかけることが耐えられないのだ．

　このような病人にやたらに浴びせられるあらゆる助言，いわく，ある職業を辞めてしまえば，いわく，ほかの医者に診てもらったら，さらには転宅，転地をしたら，あるいはほかの錠剤，散薬，特効薬を試してみたら，といったすべての助言にしてもそうである．私はその無定見さについては言うべき言葉を知らない．そういう助言者は，病人に向かって，主治医の予後の診断を信じてはいけない，なぜならば"医者たちはいつも間違っている"からだ，しかしどこそこの医者は信じてもよい，なぜならば"こちらの医者はいつも正しい"からだ，と熱心に主張する．こういう助言をする人たちはまた決まって，病人に今の仕事を辞めるように勧める一方で新しい仕事口をもってくる輩でもある．

●病人に助言する人たちの驚くべき厚かましさ

　ふつうの人や医者も含めた友人たちが，病室に入ってきては患者にあれこれするように勧めて彼を悩ませる，その厚かましさのなんと驚くべきことか。しかも彼らは，ある人に対して彼が脚を骨折しているのを知らずに運動するよう勧めるのと同じように，自分たちが患者に勧めていることが彼に可能なことなのか，あるいは彼にとって安全なのかさえもほとんど知識がないのである。**患者の友人**がもし医者だったとして，患者がその友人に，**ほかの友人**がその前に来たからといって，また，この人はこれをするように言い，あの人はあれをするように言い，何も言わなかった人はいなかったからといって，友人である医者の指示を無視してほかの人の助言に従うようなことをすれば，その友人は何と言うだろうか。しかし人々はこのことを思ってもみない。

　このような病人たちがその晩年によく見せる，仕事への熱心でひたむきな，そして忠実な傾倒ぶりに対して，これらのつまらない言葉がなすりつけていった汚れは，果実がたわわな陽当たりのよい南側の庭塀に見える，かたつむりが這ったあとの光った筋を私に思い起こさせる。

病人に与えられる助言はまがいもの

　ありとあらゆるまがいもののなかで，病人に浴びせられる助言ほど不誠実なものはない。それに対して病人が何を言おうと無益である。なぜならば，助言者たちが望んでいるのは患者の状態について本当のことを知ることではなく，病人が言うことすべてを自分の主張の裏づけにすりかえることである。くり返して言っておくが，その意見は患者の本当の状態については一言も尋ねもせずに述べられたものである。

　私は看護婦たちに言っておく──こういう見舞客こそがあなたの患者に害を与える。

　病気の本当の苦しみはほとんど知られていないしあるいは理解されてもいない。健康な人は，**女性**でさえも，病人の身になって考えることがなんと少ないことか。

●病人に楽しみを与える方法

　病人の周りにいるあなたがた，あるいは病人を見舞うあなたがたは，病人に楽しみを与えるようぜひ努めなさい，彼らを楽しませるようなことをぜひ彼らに話して聞かせなさい。自分自身の心配事に心を奪われていて，病人のために記憶と想像力をはたらかせる努力をまったくしない見舞客をあなたが病室に案内したようなときに，病人が彼自身の想像力と記憶を駆使してその会話を全部自分で運ばなければならない，という場合がなんと多いことか。「あらまあ，いろいろ考えることがあって，あの方にあのことをお知らせするのをすっかり忘れていました。それに，あの方はそのうちそれをお知りになるだろうと思ったものですから」と見舞客が別の友人に言う。いったいどうして"あの方がそれをお知りになる"ことができようか。このようなことを言う人たちは"考えること"などほとんどもたない人たちだと思って間違いない。仕事を山ほどかかえていながら，頭のなかには"病人"に話すべきことをいっぱい整理して詰め込んだ引き出しがいつも用意できている人も多い。

　病人にあなたの心配ごとを話すなとは私は言わない——それは病人にとってもよいことだしあなたにとってもよいことだと私は考える。しかし，あなたが心配なことを病人に話すのなら，楽しいことも彼に聞かせることを忘れないようにきっとできるはずだ。

　病人はいいニュースを聞くのをとても喜ぶ。例えば，恋愛から求婚まで，その進行中からうれしい結果に至るまでである。もし結婚式がいつあるかだけを彼に伝えたのでは，ただでさえ楽しみの少ない病人はせっかくの楽しみの半分を失う。しかしあなたが話してきたのは十中八九，あいにくに終わった誰かの求愛のことである。

　病人はまた，**有形の善**，つまり正義が明白にあるいは実際に成功した話を聞くことを大変喜ぶ。彼は原理や教訓，理論についての本や小説はたくさん持っている。彼が今までに50回以上は聞いてきたような助言を与えるかわりに，実際によい結果をもたらした慈善の行為を一つ彼にぜひ話して聞かせなさい——それは彼に一日の健康を与えるに等しい。

　考える力は衰えていないが行動する力がほとんどなくなっている病人が，自分がもはやそれに参加できない実際的な善行の話をどんなに聞きたがっている

か，それはあなたには想像もつかないほどである。

　病人についてこれらのことをよく観察しなさい。失望して不足のところの多い病人にとって彼らの生活がどんなものであるかを思いなさい。悲しい失望をかかえてそこに臥せっている患者，そしてそれから逃れるには死以外にないという彼らを目の前にしながら，あなたは彼らにそれなりの楽しみ，あるいはせめて1時間の気散じとなるようなことを話して聞かせることを思いつかないという法はない。

　病人はあなたに，彼らとともに悲しみめそめそしてほしいとは思っていない。彼らはあなたが生き生きとして活発で，興味深げであってほしいと思っているのだが，うわの空という態度には耐えられないし，会う人の誰からも受ける忠告や説教には，たとえそれが誰からであろうともうんざりさせられている。

　赤ん坊と病人，互いにこれほどよい関係はない。一緒にいることがどちらにも迷惑にならないように，もちろんあなたが世話しなければならないが，それは十分に可能である。もしあなたが"病室の空気"が赤ん坊に悪いと思うなら，当然それは病人にとっても悪いのであり，したがってあなたはもちろんそれを双方のためによくするだろう。病人が"赤ちゃん"を見ることはその精神状態全体を生き生きさせる。そして幼い子どもは，甘やかされていなければ，そして共に過ごす時間があまり長くなければ，だいたいにおいて病人の流儀に驚くほどよく適応するだろう。

　病気の人たちが理由のある苦しみをどれほど不当に苦しんでいるかをもしあなたが知ったならば，あなたはこれらのことすべてにもっと気を配るようになるだろう。病人のベッドの上に置かれた赤ん坊は，あなたが並べるもっともな理屈よりも，このように苦しんでいる病人にとっては大きな慰めとなるだろう。ちょっとしたよい知らせも同じである。たぶんあなたは彼を"じゃまする"ことをおそれているのだろう。彼の今の苦しみの原因を和らげることはできないとあなたは言う。それは全くもっともなことだ。ではどこで区別するかといえば，もし彼に何かしなければならないことがあるのなら，考えるべきほかの問題をもち込んで今，彼を"じゃまする"のはいけないのであり，彼がしたいことをするよう助けてあげなさい。しかし彼がそのことを済ませたなら

ば，あるいは何もできることがないのであれば，そのときはなんとしてでも彼を"じゃま"しなさい。彼に"うわさ"を聞かせたり，"赤ちゃん"を見せたり，あるいは考えたり見たりする何か新しいものを彼に与えることによって，あなたはありとあらゆる理屈を並べるよりもはるかに効果的に，当然の理由による不当な苦しみを緩和することになろう。

　病人にとっては事の**重要性の軽重**はないという点で子どもと似ているとはよく言い得ている。そこで，見舞いに行くあなたのなすべきことは，彼らが正しい比較ができるようにすること——すなわち世の中の人がどんなことをしているかを彼らに知らせることである。それがなければ彼らはどうしてそれがわかるだろうか。この点においては，彼らは子どもたちよりもずっと納得が早いことにあなたは気づくだろう。そして，不親切や同情の欠如その他に起因している彼らの不当な苦しみは，大きな世の中の出来事への彼らの生き生きとした関心に押されて消えていくことにあなたは気づくだろう。しかしこのとき，あなたは彼らにゴシップではなくまじめな関心を与えることができなければならない。

基本的ニーズ

　介護者は，食事をし，毎日の出来事を話し合い，意見や懸念を分かち合いながら，ほとんどの日々を患者とともに過ごします。当然，患者の思い，恐れ，一般的な意欲について最も敏感な1人となります。患者の精神面を理解することは，介護者にとっては，提供するケアの質という点において重要で，患者にとっては，回復のための刺激として重要です。在宅ケアを提供するということは個人的な献身的決意と約束で，それは，愛，懸念，フラストレーションなど複雑な感情のまっただ中で行動するということです。

　もし介護者と患者の間で，患者の行為がどういうことを意味するかを話し合えれば，介護者は，患者の行為を最も良く理解できる立場にあるといえます。そのためには，患者とコミュニケーションをはかるための能力を発達させていかなければなりません。たとえば，介護者は「何か心配なさって（痛みを感じ

て，あるいは怒って）いますか。私にはそう見えますが」などと患者に尋ねるかもしれません。そして，介護者が，自分が理解していると感じる患者の思いを繰り返すようなかたちで尋ねると，患者は普段は自分がそう感じているとも気づいていない不安や恐れについて語り始めます。たとえば，介護者は，「つまり，手術そのものよりも，麻酔剤で意識がなくなるということのほうに不安を感じていらっしゃるということですか」と尋ねるとします。それに答えるプロセスで，患者も，他者と話し合いたくないと思っていた不安や恐れをより明確に認識するかもしれません。そのような不安をはっきりと認識したことで，介護者も患者も，その情報を医師または看護師に伝えることができます。そうすれば，医師や看護師は，そうした感情への対応の仕方について，介護者と患者の両方を支援することができます。もちろん，介護者は，患者と話し合った事柄について，秘密保守のニーズについてもいつも注意しておかなければなりません。そのような事柄は，患者の同意や了解なしには他者に話してはなりません。けれども，状況によってはどのような情報を他者と共有しなければならないかを介護者が判断しなければならない場合もあるでしょう。中には，介護者が，それまで患者が隠していた情報を医師や看護師に伝えることが非常に重要になる場合もあるかもしれません。

　療養環境における「建設的な関係」はとても重要なので，介護者は，患者に，自分が感じている希望，フラストレーション，恐れ，怒り，愛などについて語るように勧める努力が必要です。介護者の自己認識力（自分自身の感情的問題を認識し，自己の質を評価し，能力のあるところ／ないところを認識する力）が，この重要な機能をうまく果たせるかどうかに影響します。古代ギリシャ人の「汝を知れ」という教え，シェークスピアの「汝自身に正直であれ」という助言は，この面における人間の能力を示唆する古典的表現です。つまり，自分自身を知り尊重することが，他者を理解し尊重するための土台だということを意味しています。他者への尊重は，ごく平凡なことで示すことができるかもしれません。私たちのほとんどが当たり前なことと考えてしまっている，日常生活でのしごく簡単なことかもしれません。けれども，身体的制約があり病気でベッドや室内にこもりっきりの患者にとって，そのような簡単なことが患者が日々を過ごしていくのに必要な楽しみや励ましになるということを，介護者は

やがて分かるようになります。

患者が衣類を選択し，着たり脱いだりするのを助ける

　患者にケアを提供するという仕事の中には，あたたかさ，保護，そして外見の好みなどに関して，適切な衣類を選択する支援も含まれています。この点に関しては，介護者は，患者の衣服の好みや，人格の延長としての"見かけをよく"したいという願いを考慮しなければなりません。患者は，自分の好みと個性を表現する衣服を選択するでしょう。自分1人で衣服を身に着けることができない患者の場合は，衣服の選択で患者の意見を尋ねるということが特に重要です。地味で好みに合わないと患者が感じるワンピースやシャツは，患者の気持ちをとても重くさせ，気分を害することもあるかもしれません。逆に，着ているものが自分の外見や立場をよく見せていると患者本人が信じるならば，自分の好みにあった衣服をうまく着こなせることは，自尊心を高めるものになります。衣服を着ることは，私たちすべてが，ごくあたり前の平凡な行為だと考えています。けれども，もし私たちが，自分が着るものを選択する自由（つまり，私たちが他者の目にどう映るかを選択する自由）を失えば，病気が引き起こす無力感や拒絶感にさらに敏感になることでしょう。

　ほとんどの人は，外出する，食事をとるなど定期的な外での活動のために，衣服を着替えます。休日や夜間自宅で過ごす服から，昼間外に出かけるために服を着替えるという行為によって生活のサイクルが生まれます。患者が，休息や睡眠のためにデザインされた衣服で毎日のほとんどを過ごさなければならない時に，この普通のサイクルが壊れます。このことを心に留めて，介護者は，患者とともに，衣服を着るという普通の習慣をできるだけ妨げないように努力すべきです。病気は，ときに，選択できる衣服の幅を狭めます。けれども，そのことが，衣服をすてきに着こなすとか，着る服を選択することなどが，患者の心理的状態にどのような重要な影響を及ぼすか，その結果，それが癒しや回復のプロセスにどのように影響するのかということを無視する口実になってはならないのです。

　介護者は，病気の人や障がいをもつ人のために，その着脱衣を物理的に支援する必要があるかもしれません。この支援は，患者にできるだけ多くのことを

自分でする努力をしてもらうということに十分に配慮しながら，提供されなければなりません。着脱衣は非常に個人的なことで，私たちのほとんどが人のいないところでしたい行為だということも忘れてはなりません。この点に関して，介護者は，患者の感情に配慮し，それに繊細でなければなりません。その一方で，患者にできるだけのことはしてもらいながらも，患者の能力以上のことをさせようとして安全を脅かすようなことにならないような注意を怠ってはなりません。

患者が他者に意思を伝達し，自分の欲求や気持ちを表現するのを助ける

　病気の人を支援したことがある人ならば誰でも，すぐに，人間の精神（こころ）と肉体（からだ）は相互に依存していて決して切り離すことはできないという基本的な真実に気づきます。私たちが経験するすべての感情は身体的表現をもっています。そして，それを裏返せば，その身体的表現の変化が感情だと解釈できます。感情の影響によって，心拍や呼吸の速まりや顔が赤らむという身体的状況が出ることがあります。このような身体的状況は，"興奮"の症状として判断されます。うなだれた姿勢，弱々しい声，そして表情のない顔などは，逆に，悲しみやうつ状態をあらわします。

　もし，私たちが，感情は身体的変化と必然的に関わっているということを受け入れれば，そのような反応の中には患者にとって建設的で役立つものがあり，中には破壊的なものもあるという概念を受け入れるのはそう難しいものではないでしょう。私たちはみな，自分の思い，感情，願いを自分なりの方法で表現しようとします。同様に，私たちは，コミュニケーションや他の方法を使って，他者を理解し他者の思いにできるだけ近づきたいという願いをもっています。病気で他者に依存しなければならない人々の場合でも，他者の幸福のために貢献したいという願いをもち続けるということは，何ら変わりはないのです。

　非常に複雑で，個人的で，全体的な人格に非常に大きく関わるコミュニケーションについて，介護者が患者を支援すべきだというのは差し出がましいと思われるかもしれません。しかし，介護者が，病気で外界との接触に制約のある患者と向かい合って，患者の思いの通訳者になるということは，他のことと同

様に避けることはできないのです。それが現実です。介護者は，しばしば，家族や友人との会話の促進者となることが可能です。ときには，患者が自分ではなかなか切り出せない自分の状態などに関する情報を提供することなどで，会話の糸口をつくったりできます。介護者のこの側面での役割は，幸せな人間関係の構築に役立ち，その結果，患者の精神面，身体面の両方の健康を促進させることができます。

　介護者のより難しい役割は，患者が自分自身のことを理解できるように支援することです。患者を病気にしている状態を変えること，そして変化できないことは受け入れることなどへの支援が必要です。これは，介護者が，家族，友人，その他の介護者と共有しなければならない機能です。介護者が発達させなければならない自己認識には，この重要な役割において包括的でなければならないこと，そして必要なときには，患者に近い他者や問題解決に当たる態勢が整っている専門職に委ねなければならないことを理解することが含まれています。

　病気に伴う苦しみのほとんどは，家族や友人との隔離や変わってしまった関係についての恐れから生じているということは間違いありません。逆に，死の恐怖のために患者が回復に全力を注ぐとき，患者が家族や友人に関心を全く示さないように見える時があり，そういう時には家族や友人も苦しみます。理解のある介護者ほど，患者や家族の信頼を勝ち得て，病気に伴う心理的危機を患者が乗り越えることができるように支援できます。通訳-コミュニケーターの役割を受け入れる介護者は，患者とともにいて，患者の家族，友人，知人に会って話したり話を聞いたりする機会を歓迎します。この役割を思慮深くこなせる介護者は，ただ単に身体的ケアだけでなく，多くの点において患者にとって非常に貴重です。介護者は，患者が関係性を育てていくのを支援できるのです。たとえば，患者の親戚，友人，あるいは宗教上の助言者などに患者を訪問するように頼んだり，患者が話したいと思っている事柄などをそれらの人々に伝えたりすることができます。介護者と患者との関係には，自己のニーズ，関心，願いを満足できる形で表現できるように患者を支援する責任も含まれています。

患者の生産的な活動あるいは職業を助ける

　ほとんどの人々は，普通日常で，何か役立つと思われることをします。その活動の産物は，手で作られたものかもしれませんし，いろいろな感覚や思慮分別を通じて獲得された知識かもしれません。

　ほとんどの文化では，成人は何か有用なものを生産することを期待されます。そして，もしそれを行うことができなければ，社会は承認しません。個人もこの価値判断を自分に適用します。ですから，病気になってももし自分や他者が役立つと判断できる仕事を継続することができれば，その恐れは減少します。もし人々が精神的に生産的であれば，ベッド上の生活が何年も続いても，自分の身体的制約の範囲内で，生活を続けることができ，高齢になるまで生き続けることができます。たとえば，フローレンス・ナイチンゲールは，人生の半分を自室，だいたいは自分のベッドで過ごしました。けれども，世界中のさまざまな人々に宛てた彼女の手紙が，彼女の"仕事"だったと考えれば，彼女は，史上最大の通信を行ったことになります。ベッド上での生活を強いられている間ずっと，彼女は，ヴィクトリア女王，政府の大臣や官僚たち，ジャーナリスト，そして友人や家族に，助言や提言を手紙という形で発信し続けたのです。これに，彼女が書いた大量の私的な"覚え書き"も追加することができます。その多くは，公共の意見の形成，公衆衛生・病院・看護に関する政策改革に貢献したのです。彼女が"傷病者"として達成した仕事は，彼女のいわゆる"活動的"日々の間に見せた仕事と同じほど注目すべきものだったのです。

　介護者は，患者の仕事への興味を示す兆候を見つけるように注意して，達成感が得られるような機会を患者に紹介するように心がけるべきです。それは，自分の好きな手工芸や絵画やスケッチなど芸術活動を学んだり，以前にやっていたそれらの活動に再び取り組むことなどかもしれません。それは，患者の以前の仕事に関係する活動かもしれません。そして，そのような活動は，病気から普段の仕事に少しずつ近づいていくなだらかな移行を実現するのです。どのような活動でも，その不可欠な要素は，患者が楽しめ満足感を得ることができるということです。介護者のこの側面は，患者が自立を維持したり取り戻したりするのを支援する重要なものです。

　患者が1日を計画するのを支援する介護者は，たとえ少しでも患者がもって

いる"仕事"への関心を引き出すようにすべきで，そして，その生産的活動を行いやすい環境をつくっておくことも必要でしょう。ケアのその他すべての側面と同じで，患者のニーズと気力・体力についての判断が不可欠です。自然は，すべての有機物に生き延びる意志を与えています。生物がその生存を脅かされるとき，そのすべてのエネルギーを生存するために使います。重症の患者が，自分の生存以外のことに関心を払うということは，現実的ではありません。けれども，達成したいと望んでいることへの関心は，人間の癒しの力がもつ"奇跡"と思えるようなことを生み出してきました。

患者のレクリエーション活動を助ける

仕事と対照的な娯楽や遊びは，生産のためではなく楽しみのために行われる活動です。自分の平均的な1日を分析してみると，ほとんどの人は，そのうちのいくらかは，音楽を聞いたり，教育のためではなく楽しみのために読書したり，ゲームをしたり，テレビやビデオを見たり，劇場や美術館や"パーティ"に行ったり，乗り物に乗ったり，泳いだり，散歩したり，ドライブしたり，ダンスしたり，楽しみのために何かの運動をしたりして過ごしていることに気づくと思います。買い物でさえ，娯楽の1つの形です。

病気は，患者からバラエティや元気回復の機会，息抜きやレクリエーションの機会などを奪ってしまいます。時には，この剥奪は必然です。それは，健康な人が病気の人にレクリエーションできる状態を提供していないことからしばしば生じるからです。患者は，不注意にまた必要以上に自室にこもりっきりになってしまっていることがあります。無意識のうちに，睡眠や不活発さと関連するパジャマなどを就寝時以外にも着てしまい，すべての楽しみを自身で奪ってしまうのです。

基本的ケアを計画する際には，介護者は，1日のうちどの時間帯を患者のレクリエーションのために利用できるか，患者はどんなレクリエーションに興味を示すか，その活動を行うためにどんな施設があるかなどを考慮すべきです。どんな活動を選択するかは，患者の性別，知的レベル，経験，好みにより，また患者の状態や疾患の重症度によっても異なってきます。また，患者が運動を楽しむのか，芸術を楽しむのかによっても異なります。もちろん，ゲーム施設

や同伴する相手によっても異なってきます。そして，どんな物理的な資源よりも，介護者，友人，知人の想像力と才能によるところが大きいといえるでしょう。

　まず，1つの部屋にずっと閉じこもっていなければならない患者は，ほとんどいません。自宅では，病気の人にそうした制約を加える必要はほとんどないでしょう。けれども，たとえそのような制約期間においてさえ，部屋の中の家具の配置や装飾をときどき変えると，患者の生活環境にバラエティや美的な楽しみを加えることができるでしょう。

　読めるものはほとんどの状況で入手可能です。日刊新聞や週間新聞は，病気の人が"世の中の流れ"をつかんでいるという感覚をもつのを助けます。移動図書館やその他の資源は，娯楽や教養のために，さまざまな本，パンフレット，雑誌を提供してくれます。その他，DVDや他の電子メディアに収録された映画，演劇，テレビ番組なども利用できます。自分では読むことができない病気の人やその能力をなくした人は，朗読を聞いたり，"音声図書"を聞いたりするのを喜びます。ラジオ，テレビ，ホームビデオなどの普及によって，音楽や劇場が病気の人や障がいのある人にとってより身近なものとなり，そのような人々が娯楽を楽しむ機会が広がっています。

　買い物でさえも，レクリエーションと楽しみの大きな源となります。病気の人が誕生日のプレゼントを贈って配偶者の驚く顔を見たり，高齢の障がい者が孫にプレゼントを渡して孫の喜ぶ顔を見たりするのは，病気の人にどれほど肯定的な提供を与えるか，それは測りしれません。

VIII 第8章 病人の観察

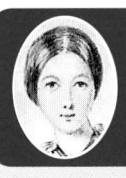

看護覚え書き
フローレンス・ナイチンゲール

●あの方はよくなっていますか？ という質問はなんの役に立つのか

　「あの方はよくなっていますか？」という質問ほどばかげた，あるいはよくされる質問はほかにない。これはどうぞ医師に尋ねてもらいたい。あなたがこの質問に対して本当の答えを望むのなら，ほかの誰にこのことを尋ねようというのか。たまたま来た面会人ではないはずだ。看護婦の観察力がほとんど発揮されていない現状では，看護婦でもないはずだ。あなたが求めているのは意見ではなくて事実である――患者がよくなっているか悪くなっているかについては，いつも患者を診ている医師か，あるいは本当によく観察している看護婦を除いては，ほかの誰が少しでも有用な意見をもち得るだろうか。

　看護婦に与えることのできる最も重要で実際的な知恵，それは，何を観察したらよいか――どのように観察したらよいか――どのような症状が状態の改善を示すものか――その反対は何か――どんな症状が重要か――どんな症状が重要でないか――どのようなことが怠慢を示す証拠か――それはどんな種類の怠慢か――を教えることである。

　乱発されるあの質問，「あの方はよくなっていますか？」への答えとして質問者が受け取る情報のあいまいさと不正確さは，それが苦しまぎれでないとしたらこっけいである。

　私が聞いた友人や看護婦による答えのほんの二，三例をここに記録すること

ができる。これらの言葉は，患者のベッドサイドにいた医師や外科医に受け入れられていたが，当の患者はその一語一語に反論できたであろうにそうはしなかった——それは，ある場合はやさしさから，多くの場合は内気なため，そしてもっと多くの場合は，疲労のためからであった。

「排便は何回でしたか，看護婦さん」「1回です，先生」。これはだいたいが，便器はそれまでにたぶん7，8回は使われていたのだが，空にされたのが1回だけだったことを意味する。

「患者は6週間前よりもかなり衰弱していると思いますか？」「いいえ，そんなことはありません。起き上がって服を着られるようになってずいぶん経ちますし，今では部屋の向こうまで歩けます」。この意味は，患者は6週間前にはベッド上で起き上がって何か一生懸命していたが今では何もせずにじっと横になっていること，そして患者は"部屋の向こうまで歩く"ことはできても5秒も立ってはいられないこと，それをこの看護婦は観察していなかったということである。

別の患者で，食欲があり，ゆっくりながら熱病から回復もしてきてはいるが，まだ歩いたり立っていたりはできない人は，少しも改善していないと医師には報告される。

誘導的な質問は役に立たないあるいは誤解を招く

患者に向かってあるいは患者について最近（しかしあまりにもよく）なされる質問もまた，質問された人がたとえ話すべきあらゆる情報をもっていたとしても，患者についての情報をほとんど何も得ることにはならないだろう。質問は一般に誘導的であるし，質問をする前にその質問に対する答えがどういうものとなるかを人々が決して考えてもみないのは不思議だ。例えば，「患者は夜よく眠れたか」という質問。ある患者は，途中で目を覚ますことなく10時間眠らなければよく眠れなかったと考えるだろう。ところが時々うとうとでも眠れれば眠れなかったとは思わない患者もいる。ある二人の患者について同じ答えが実際になされていた——その一人は24時間を5日続けて一睡もできずそのために死ぬほどの思いをした人，もう一人はいつもは目を覚ますことなく熟睡するのにそれができなかったという人であった。「○○さんは何時間眠りま

したか，それは夜の何時から何時まででしたか」という聞き方がどうしてできないのだろうか。

　五つか六つの的を射た質問によって，その場の事情をすべて聞き出すことができ，患者の状態を正確に知り報告することのできる人は非常に少ない。

不正確な情報を得る方法
　大きな診療所のある病院で働いている非常に頭のよい医師を私は知っていた。彼は患者の診察をするときにまず，「あなたの具合の悪いところに指をあてて見せてください」と言うのであった。この人は看護婦や患者から不正確な情報を集めることに自分の時間を決して浪費しなかった。誘導尋問は常に不正確な情報を集める。

患者が食べるものと食べないものについて
　不正確な情報を集めることにかけては人々が特殊な才能をもっていることを，睡眠以外のことについてもこと細かに説明しても無駄である。食物に関しては，「食欲はいかがですか」という質問がよくされるが，これは，そう尋ねる相手の人には何も問題がないと信じている人でなければできない質問だ，と私はよく思うのだが，だいたいはその通りである。しかしその人に何かの問題があるときは，睡眠について述べたのと同じことがあてはまる。一日に固形物を2オンスも食べることのできない患者と，一日5回の食事をいつものようにはおいしく食べられないという患者についても，**同じ答えがなされることが多**いだろう。

　そしてまた，「食欲はいかがですか」という質問は，「消化の具合はどうですか」という意味でなされることが多い。食欲と消化は互いに影響し合うものであるのは確かだ。しかしこの二つはまったく別のことである。もしあなたが"患者の食欲をそそる"ことさえできれば，食べることはできるという患者は多い。しかしそのあとがうまくいかないのは，彼が食べたいと思っているものをあなたが彼に与えなかったためである。しかし葡萄でも蕪でもかまわないという患者も多い——彼にとってはどれも同じようにおいしくないのである。彼は自分のためになるものはなんでも食べようと努力するだろうが，どれもが

8　病人の観察　123

"彼をいっそう悪くする"。これはだいたいにおいて調理法がよくないのだ。彼の"食欲"を"そそる"必要があるのではなくて，彼の消化力に負担をかけないようにする必要があるのだ。そしてよく調理された病人食は，消化力の負担を半減させるだろう。

以下にあげる四つの異なる理由は，そのいずれもが，栄養不足から患者を徐々に餓死させるという同じ結果につながるものである。

1. 調理がよくない。
2. 食物の選択がよくない。
3. 食事時間の選択がよくない。
4. 患者の食欲がない。

ところがこれらすべての理由が，この患者には"食欲がない"という一言で片づけられて了解されているのがふつうである。

理由をもっと細かく区別していればきっと多くの生命が助かっていたであろう。なぜならば理由が多様であれば改善策もそれだけ多様にあるからだ。第一の理由への改善策は上手に調理することである。第二については，他の食品を選ぶことである。第三については，患者が食べ物をいつ欲しがるかの時間を注意して見ることである。第四については，患者の好むものを見せる，それも時々不意に見せることである。しかしこれらの改善策はどれも，それぞれに対応していない理由にはなんの役にも立たないだろう。

これはいくらくり返しても言いすぎることはないのだが，患者はだいたいにおいてこれらのことに気がつくほどの元気がないか，あるいは気後れから話せないでいる。かといって患者はそれらについて考えるよう強いられるべきではない。それは患者の注意をもっぱら患者自身に向けさせてしまうからだ。

全くのところ，看護婦や友人が**そこにいる**のは，患者にかわってこれらのことに留意するためでないとしたら，いったいなんのためか。

素早い確かな観察という習慣が身についていればそれだけで私たちが役に立つ看護婦になれるというのではないけれど，それがなければ，どんなに献身的であっても私たちは役に立たないと言ってもよいだろう。

私の知っているある看護婦はいくつかの病棟の責任をもっていたが，彼女は一人一人の患者が自分で取り合わせて食べることを許されている食品のちょっ

とした相違の細かな部分を頭に入れていたばかりでなく，それぞれの患者がその日に何を食べたかまではっきり覚えていた。私の知っている別の看護婦はたった一人の患者を世話していて，その患者が全く手をつけなかった食事を来る日も来る日も下げていながら，そのことに全く気がついていなかった。

　このようなことを紙片に鉛筆で書きつけておくことがあなたの助けになるというのであれば，ぜひどうぞそうなさい。それは記憶と観察を強化するよりは不十分なものにすることが多いと私は考える。しかしあなたがどんな方法でも観察の習慣を身につけることができないとなれば，あなたは看護婦であることをやめてしまったほうがよい。なぜならば，あなたがどんなに親切で熱意があろうとも，看護はあなたの天職ではない。

　1オンス[†1]の固形食，1オンスの液体がどのくらいの量であるかは，あなたは少なくとも目で判断できるようになるはずである。これはあなたの観察と記憶にとって大いに助けとなるだろう。そうなるとあなたは，「Bは一日中何も食べなかった」とか，「Aにいつもと同じ夕食を出した」と思うかわりに，「Aは今日，彼の食膳の肉を約1オンス食べた」，「Bは約4分の1パイントのビーフティーを24時間に3回飲んだ」と思うようになるだろう。

●迷信は悪い観察の結果

　ほとんどすべての迷信は観察が悪かったことによる。すなわち，「これの後にある，したがってこのゆえにある」とする前後即因果の虚偽のためである。そして悪い観察者はほとんどみな迷信を信じる。農夫たちは家畜の間に発生する病気を魔術のせいにした。かささぎを一羽見たときは結婚式があって，三羽見たときは人が死んだと言われてきた。最も高等な教育を受けた人たちが，今でもこれによく似た言い方で病人についての結論を引き出すのを私は耳にしてきた。

病気の様相はあまり顔には現れない

　意見をもう一つ。健康の様相があるのと同じく，病気の様相があるのは明白

[†1]　oz. 重さの単位の1オンスは28.35g。16オンスが1ポンド（lb.）。

なことではあるが，身体のうちでも特に顔は，ごくふつうの観察者あるいは偶然の訪問者に対してはおそらく最も物語ることの少ない部分であろう。なぜならば顔というのは身体のうちでも特に，健康以外のいろいろな影響に常に最もさらされている部分だからである。顔色を見て，それが外気にさらされたことによるのか，頑健であることによるのか，それとも皮膚が敏感なためか，うっ血の傾向があるためか，紅潮しているのか，ぱっと赤らんでいるだけなのか，そのほかいろいろな原因があるが，それらをどう見分けたらよいのかがわかるほど十分に観察する人は皆無と言えるほど少ない。それに身体の衰弱は顔には最後に現れる。肉づきや皮膚の色，循環の様子などもろもろの状態を知るには，顔よりも手を見るほうがずっと確かだと私は思う。脳に非常な刺激感受性があることは瞳孔の外見に現れるというように，目や舌に現れてそれとわかる病気が**いくつか**あるのは本当である。しかし私たちが今問題にしているのは，何気ない観察であって微細な観察ではない。それに，微細に観察する人ならば，よく言われる言葉，あの人は健康にあるいは不健康に**見える**，よくなったあるいは悪くなったように**見える**，では，本当のことよりは本当でないことのほうがはるかに多く伝えられると躊躇せず言うだろう。

　非常に長引いて痛みを伴う病気による，極度の痛みと疲労と睡眠不足から非常に苦しんでいる患者たちが，死の2，3日前まで，頬の色が健康そうなだけでなく，丈夫な子どもにみられるまだら模様があったのを私は知っている。そしてこの不運な人たちが，「あら，とてもお元気そうでよかったこと」とか，「あなたは90歳までも生きられること請け合いですよ」，「もう少し運動とか楽しいことをなさいませ」，そのほか私たちがよく耳にするあらゆるおざなりな言葉に悩まされていたのを私は数えきれないほど聞いてきた。

　病気には様相があるのは確かである。看護婦にそれを学ばせなければいけない。

　経験を積んだ看護婦であれば，催眠薬を飲んで精神のうつ状態の反作用が始まったときに顔に出るまだら模様を見ただけで，患者が前夜催眠薬を飲んだことが必ずわかるが，その顔のまだら色を経験の浅い看護婦は健康の証拠とみるだろう。

　また，衰弱が皮膚の色に全く現れない場合，あるいは患者が蒼白にならないで土気色になる場合もある。また，独特の青白さによっていつも判断できる性

質の衰弱も確かにある。しかし看護婦はこれらをほとんど見分けられない。しかし，それでもこれら二つの型の衰弱は，患者の顔つきだけで完全に見分けることが可能である。

●患者の特性

　また，看護婦は患者それぞれの個人的性向を見分けなければならない。ある人は自分の苦しみを自分一人で苦しみ，できるだけかまわないでほしいと思っている。かと思うと別の人は，絶えず大事にされて同情されていたいし，傍にいつも誰かついていてほしいと思う。これらの特性をよく観察し，もっと要望にこたえるようにしたほうがよいだろう。"かまわないでほしい"とだけ望んでいる患者にはうるさいほど世話をやき，世話してほしいと思っている患者は自分が無視されていると思うほど放っておかれることがよくあるものだ。看護婦は患者の衰弱が進んでいることを自分から気づかなければならない。患者は教えてはくれない。

　さらに，長い間不治の病に苦しんでいる者にとって何がもっとも負担になっているかといえば，自分は1カ月あるいは1年前にはこれこれのことができたのに今はできなくなったということを看護婦に知らせるために，時折言葉で記録しておく必要があることである。こうしなければ看護婦はそれがわからないのだ。こういうことを看護婦が自分から気づかないとしたら，彼女はなんのためにそこにいるのだろうか。

　病気や死を観察しなければならない人たちには，病気のぶり返しや突然の発病，あるいは死に先立ってどんな様子が現れていたかをよく思い出させ，それを自分たちの観察のなかにしっかりと焼きつけさせなさい。そしてどんな様子も現れなかったとか，それにあてはまる様子はなかったなどと言わせてはならない。

●一般状態の観察

　状態を注意深く見る習慣がないこと，物事の平均をとることを常習としていること，そのどちらの場合も等しく人に考え違いを起こさせることが多い。

観察はなんのためか

　確かな観察がいかに重要であるかについて考えるとき，観察がなんのためであるかを見失ってはならない。それは種々雑多な情報や興味をひく事実をかき集めるためではなく，生命を救い，健康と安楽とを増すためである。この注意は無用のように思えるかもしれないが，全く驚くべきことに，じつに多くの男たち（女にもあることだが）が，科学的な目的しか頭にないかのごとくふるまう，あるいは，病人の身体は薬を詰め込む貯蔵庫にすぎず，外科の病気は病人が付添人に特別の情報を提供するために起こした興味をひく症状であるかのごとくふるまうのである。これは決して誇張ではない。あなたがもし，患者が例えば銅のやかんによって中毒を起こしているのではないかと疑ったとして，あなたは当然ながらすぐさま，患者と中毒の根源と疑われるものとの間にあるすべての可能な関連を断とうと思うだろう。そのときあなたは，興味深い観察の宝庫がそれによって失われるという事実を顧みることはない。しかし誰もがそうするとはかぎらないのであって，実際，医師は中毒を疑ったときにまず何をすべきかということが，医学倫理のうえでも常に問題とされてきた。その答えは非常に単純のように思われる——信用のある看護婦をその患者につけるように主張すること，それをしないならその患者を手放すことである。

信用のある看護婦とはどうあるべきか

　看護婦はすべて信頼される人でなければならない，言い換えれば，"信用のある"看護婦であらねばならないと覚えておくべきである。看護婦はいつなんどきそういう状況に身を置くことになるかわからないのだ。看護婦はうわさ好きやくだらないおしゃべり屋であってはならない。自分の患者についての質問には，それを尋ねる権利のある人以外には答えてはならない。言うまでもないことだが，あくまでも冷静で正直でなければならない。しかしそれ以上に，信仰に篤く献身的な女性でなければならない。自分の職業を尊重しなければならない。なぜならば，神の貴い贈り物である生命がしばしば文字どおり彼女の手に委ねられているからである。彼女は正確かつ綿密で，さらに機敏に観察できる人でなければならない。そして敏感で慎み深い感情の女性でなければならない。

患者の観察

　患者を治療している医師または看護師は，1週間に長くても2～3時間くらいしか患者に会う時間はとれません。ですから，介護者が患者の状態に注意することが大切だということは，フローレンス・ナイチンゲールの時代から現代にいたるまで変わっていません。患者の気分，食欲，あるいは身体的側面で何か小さな変化でもあれば，それに気づくのに介護者よりもよい立場にいる人は誰もいません。介護者は，観察したことの重要性のすべてを理解できないかもしれませんが，気づいたことがあればそれを記録して，医師や看護師に定期的に伝達すれば，それは介護者にしかできない重要なケアとなります。

　この役割を担う介護者は，自然に備わっている観察力を磨いていくことになるでしょう。そして，具体的な兆候に注意をすることを学びます。観察されたことは日常的に書き留めておくという習慣をつけておくべきです。さらに，そのような「覚え書き」は，患者について医療者と話をする際に記憶の助けとなるだけでなく，患者の状態の経時的変化に関する貴重な記録となります。患者の状態の評価は，関係する病気や障害によって異なってきます。しかし，介護者は，些細に見える変化や兆候も記録しておくべきでしょう。医療者がそれを重大なことだと判断するかもしれません。介護者は，以下の兆候に関しては注意深く観察することを学ぶとよいかもしれません。以下の中には，はっきりとそれと気づくものがありますが，それも含めて挙げています。介護者が記録した観察は，以下の内容とは異なるものもあるかもしれません。それでも，患者の健康における重要な展開を知らせるという重要性には変わりありません。

動 き

- 通常，歩行を全体的にいやがり，特に歩く意欲がない
- 患者が歩いているとき，あるいは動こうとした際に示される疼痛の兆候。それが観察されれば，痛みの具体的な場所も記録すべきで，同時に，痛みを感じる場所の近くの皮膚に腫れや変色がある場合も記録する
- 痛みは伴わなくても，つまずいたり転んだりしたこと。あるいは，バランス感覚の欠如による転倒の恐れ
- 関節が熱を帯びたり，軽い痛みを感じる

- 抑制できない筋肉の痙攣や動き
- 四肢やその他の部位のしびれや麻痺の感覚

栄養

- 頻繁な喉の乾き，あるいは喉の乾きの欠如
- 食べ物の好みの変化，あるいはあるタイプの食べ物を突然欲しがる
- 摂取する食べ物の量の変化，あるいは朝食や昼食時に食欲がないとか食事のタイミングの変化
- 体重減少
- 食物摂取拒否
- 食事の前後の痛み
- 飲食の際の明らかな歯や歯茎の痛み
- 咀嚼や嚥下の困難

気分と行動

- 睡眠パターンの変化，あるいは患者が夜中に目覚め再び寝付くのが難しい状態，悪夢，頻繁な寝返り
- 異常な疲労や傾眠
- 苛立ち，怒り，引きこもりの反復
- 幻覚
- 簡単なことを記憶することが困難，あるいは混乱状態
- 繰り返して起こる不安感
- うつ状態
- その患者にしては普通ではない感情的な反応

排泄

- 不規則な便通
- 便の色，質感，量の変化
- 排便時の失神
- 腟からのおりものの色，量，臭い

- 陰茎周辺の痛み
- 排便時あるいは排尿時の痛み
- 頻繁な排便あるいは頻尿
- 血尿
- 腎臓付近の痛み

皮 膚

- 皮膚の発疹，あるいは特定部位のしつこいかゆみ
- ほくろの形の変化，あるいは色が濃くなったか？ 新しいものができたか？ もしそうならどこか？
- 唇，つめ，指先などの色の変化
- 皮膚の温かいスポット，乾燥，固さ
- 褥瘡

胸部と腹部

- 胸部の痛みはどんな痛みでも記録する。可能なら，正確な場所と痛みのタイプ（鋭痛，射し込むような痛み，鈍痛）も記録する
- 脈拍速度の緩急の変化
- 胸のしこり，浸出液，痛みを記録する
- 喘鳴音（呼吸時のぜいぜい，ひゅうひゅうという音）や息切れの発作
- しつこい咳き込み
- つばきや痰の色や濃度の変化
- 胃痛を記録する。その部分と痛みにタイプを特定する
- 嘔吐とその前後の状態を記録する。吐き気や嘔吐に関連する痛みがあれば記録する

頭 部

- 頭痛の頻度と強さ，痛みのタイプと場所
- 耳からの浸出液あるいは痛み，明らかな難聴
- 目の痛み，ぼやけたビジョン，目やにや充血，光への敏感さ

- 唇の周辺や口の中の痛み
- 鼻周辺の痛み，鼻からの出血や分泌

全身
- 体温
- 脈拍
- 血圧
- 薬
- 薬への反応の変化
- 現在服用している薬への新たな副作用。吐き気，眠気などその副作用のタイプを記録する

観察を医師や看護師にどのように伝えるか

　介護者の「覚え書き」に記された観察は，すべて医療者に伝達されるべきです。介護者は，それを負担だと感じるべきではありません。医師や看護師にもかかわってもらえば，それは患者の状態を見直し，必要なら，治療内容の見直しの機会となります。医師または看護師は，介護者の観察を評価するでしょう。しかし，医療者が患者にかけられる時間には自ずから制限があります。それを理解して，介護者は，観察したことを報告したり，医療者からの質問に答える場合には，簡潔で記述的であるべきです。

いつ助けを求めるか

　介護者は，患者へのケアに関する自分の能力に誇りをもつようになります。時に，それが，危機の発生を認めたくない思いにさせます。それを認識しておくことがとても大切です。なぜなら，それによって，介護者は理性的になり，いつ助けを求めればよいのかを判断できるからです。異常が見られ，患者が明らかに苦痛を感じており，それに対して介護者がどうしていいのかわからない時が，介護者がケア計画に記した緊急連絡先の関連ある電話番号を使って支援を求める時です。緊急連絡先のコピーは，電話の傍に貼っておくべきですし，携帯電話で連絡できるよく見える場所にも貼っておくべきでしょう。それより

もよいのは，介護者が，関連の専門家とともに事前に準備した危機計画に従うことでしょう。危機計画に関しては次に記します。

助けが到着するまで，患者を落ち着かせ，できるだけ快適な状態に保つようにしましょう。

危機に対する計画をたてる

介護者が，準備すること，情報をもっていること，そして患者の擁護者となることについて学ばなければならない教訓，これらすべては危機が発生した時に役立つものとなります。危機は，その性質上，予測ができないものです。けれども，注意深い介護者は，危機が発生しそうだという時を察知できます。危機に対応するための計画は，それが，介護者，患者，そして支援を提供する人誰にも突然起こるものだ，ということを予測してたてられなければなりません。したがって，危機が発生するずっと以前に適用された常識が，危機が発生した時に役立つものとなるのです。整理上手な介護者は，すでに，危機時に警告を発する個人やサービスのリストを準備しているでしょう。そのリストには，電話番号，名前，そして関連する情報などが記載されているでしょう（例：もし主治医に連絡できない場合，代わりに連絡できる医師の氏名や電話番号など）。緊急時に使用するために処方されている薬や特別な機器は，すぐに使えるようにしておきましょう。そのような機器は，いつも手入れし，それが緊急時にきちんと機能するように時々試すようにしましょう。

危機時に実行するべきことのリストは，その緊急事態に対処しなければならないかもしれない人には誰でもわかるような場所に置いておくようにします。危機は，介護者が不在のとき，あるいは代替介護者が働いているときに起こるかもしれないからです。

計画では，起こる可能性のある危機のタイプをできる限り予期しておくべきでしょう。危機の原因によって，とるべき対応が異なってくるからです。図8-1は，書面による危機計画がどのようなものかを示したものです。

問題リストは，患者の状態によって異なるでしょう。介護者は，ケア計画をたてる際に，推測される危機の原因に対処する最善の方法について，医師または看護師，あるいは関連のある専門家に事前に相談しておく必要があります。

問題リスト	介入戦略／医療者への紹介
転倒	
薬への反応	
呼吸困難	
意識不明	

図8-1
危機計画の事例

ケア計画では，危機時に対応すべきタスクを行う順番も決定し，誰に電話し，どのサービスに警告しなければならないかも決めておくと役立つでしょう。

危機をどのように伝達するか

　あなたの患者が医療危機を経験したとき，症状を注意深く観察し，できるだけ正確に報告する能力は，文字どおり人命を救助することになるかもしれません。しかし，危機発生時は，介護者にとってもうまく機能するのが難しい時期です。このことを心に留めて，危機の瞬間を想定して，従うべきチェックリスト，記録されるべき観察，行われるべき対応を準備しておくことが重要です。危機対応計画は，ケア計画とともにバインダーに綴じておくようにしてください。危機対応計画は，ケア計画とともに，介護者が誰かに交代する場合にはそのつど確認されるべきです。リストには以下が含まれているべきでしょう。

- 問題が発生した正確な時刻。

- 問題が発生した時に観察された特別な状況。
- その問題の原因についての考えや提案。
- 気づいた最初の症状。
- 観察されたその他の症状。
- 問題が発生した時の患者のコメント。
- その症状は突然発生したのか，それとも徐々に起こったのか。
- 問題が発生した直前に患者は薬や治療を受けていたか。もしそうなら，それはどんな薬か，どんな治療か。
- 問題発生後，あるいは進行中に患者がコメントを発したか。もしそうなら，それは何か。
- 患者がその種の問題を過去にも発現していたか。もしそうなら，前に起こったときのタイミングと診断名。
- 医療者が到着する前に，介護者が患者を助けるために行ったことがあれば，それはどんなことか。
- 肯定的影響，あるいは否定的影響があるように見えた処置。

転倒経験のある患者

　転倒は，常に，患者と介護者の両方にとって，警戒しなければならないものです。けれども，介護者は，転倒が発生したらそれに対処するために物事を迅速に進めながら，落ち着いて分析的でなければなりません。いったん床に倒れたら，患者が現時点で安全かどうか，その状況が評価されなければなりません。支援が到着するまで，患者の安楽を保つようにすることが必要かもしれません。患者を動かそうとする前に，患者にけががあるかどうかを確認しなければなりません。患者はけがをしているかもしれませんし，立ち上がることができるかもしれません。それも支援が必要な場合と不要な場合とがあるでしょう。もし，何か疑いがあれば，即座に支援を求めるべきです。

転倒リスクのアセスメント

　転倒は，何かにつまずくなどまったくの偶発的な状況の結果かもしれません。けれども，有害な転倒が起こるリスクを事前に評価しておくことは可能です。医師か看護師が，患者が転倒を経験するリスクを評価するために転倒リス

クアセスメントを行って，介護者を支援することができます。患者の状態，服用薬，患者の精神的／感情的状態などによって，そのようなアセスメントを行うための複数のツールが存在しています。リスクが高い場合は，医療者が，そのリスクを減少させるために，杖の使用や歩行器などの特別な器具の使用など，とるべき対策について助言できるでしょう。

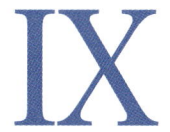

IX 第9章
ケアする人をケアする

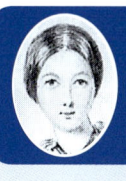

看護覚え書き
フローレンス・ナイチンゲール

『看護覚え書き』の助言は，患者に焦点が当てられています。けれども，フローレンス・ナイチンゲールは，自身の人生において，疲労やストレスが介護者に襲いかかることを経験しています。自身や自身が啓発しようとした介護者たちの労力を惜しむことは決してしませんでしたが，にもかかわらず，彼女は，介護者は自身をケアすべきだというメッセージを『覚え書き』の中に含めました。患者のそばに常にいる介護者には，負担がかかっているということ，そして，負担がかかり過ぎると，それは介護者にも患者にもマイナスになるということを認めるべきです。ナイチンゲールは，介護者は定期的に交替することが必要だと主張しています。交替の計画をたて，その計画によって，その患者のケアを提供するのに必要なことについて，自分以外の誰かに知っていてもらうことは必要であり，介護者の重要な責任だと主張しています。

現代の介護者をケアする

　介護者の役割は新しく出現したものではありません。それは，ナイチンゲールの時代において，病気の人やけがをした人のケアで重要な要素でした。そして，現代でも，それは，ますます増える一方のケアを必要とする人々への対応

策として，どの国においても大切な要素なのです。

　世界のどこでも，介護者は，患者が移行していくどのケア環境においても，そして，あらゆる年代グループ，人生のあらゆるステージにいる人々に対しても，介護を提供しています。介護者のニーズ，ネットワーク，資源，強み，限界は，個人により，地域により，国によって異なります。けれども，その役割において介護者に共通するのは，介護を提供する人々への思いやりとコミットメントです。けれども，その難しい役割には，それを担う人々に襲いかかる異なる度合いの，さまざまな危険性や危険要素がつきものです。

　先進国では，人口の高齢化が進んでいるために，少なくとも老後の一時期を，施設ではなく自宅において，そのようなケアを受ける人はますます増えていくでしょう。そして，それは多くの介護者の高齢化をも意味しています。カナダにおける介護者の研究では，先進国に典型的な状態が示されています。たとえば，この研究では，以下のようなことがわかりました。

- 介護者は，圧倒的に女性（77％）で，一般人口の年齢よりも高齢で，70％は45歳以上である。
- ケアを受ける大半の人は，75歳〜85歳の間である。
- 介護者の大半は，家族としての責任から介護していると報告している（67％）。
- 介護者の52％は，介護の責任を引き受ける際に別の選択肢があったと思っている。
- 介護者の50％は，介護している期間に何らかの健康問題を抱え，79％が，介護に起因する感情的な困難に遭遇したと認めている。
- 10人中約7人が，介護の責任から休息をとることが必要だと報告している。頻繁に必要だとする人が21％，時々必要だとする人が47％。
- 介護者の"ストレス"で最も大きいと考えられるのが，介護する責任を引き受けるに際して，それ以外選択肢がなかったということ。
- 介護者の大半は，介護を通じて精神的に得るものがあったとしている。主な利点は，介護を受ける人の福祉に積極的に貢献することができる（79％），自分が価値をおく関係が強められたことを経験している

(90.6%)，などである。

　多くの国で，介護者は，外部の介護サービスにしばしば依存することができるようになっています。けれども，国によっては，介護者の状況はあまり良くありません。多くが，自分の家族の生計をたてるために懸命に働いており，同時に介護をしているのです。時に，1人以上の介護をしている人もいます。アフリカのサハラ砂漠周辺国では，家族が病気になったとき介護するのは女性だと伝統的に考えられています。家族介護は，自宅で非常に制約のある状況下で行われています。そして，公的医療システムへのアクセスも非常に制限されています。また，HIV/AIDSの劇的拡大によって，家族介護は新たなレベルに達しています。

　HIV/AIDS感染が最もひどかった国の多くでは，女性や少女たちが，介護の多くを引き受けています。しかも，病気の子どもの世話をしたり，増え続ける孤児の世話をしながら，家族のHIV/AIDS患者の介護の責任も担っているのです。これらの国々では，女性たちは，介護に加え，生計をたてるために働いたり，家族の唯一の収入源である農作物を育てたりもしているのです。

　AIDS患者の介護は，どの国おいても難しいものです。貧しい国においては，それは悲惨なものになりかねません。ある研究によると，南アフリカの田舎では，AIDS患者の家族を介護する女性は，水を1日にバケツ24杯も手で運ばなければならず，しかもかなりの距離運ばなければならないこともしばしばです。患者が常に下痢をしているために，シーツ，衣服，患者の体を頻繁に洗わなければならないためです。家族によって提供される在宅ケアは，多くの国で唯一の選択肢なのです。それらの国では，その地域での病気のケアの90％くらいまでが，在宅で行われています。UNAIDS（訳注：国連合同エイズ計画）によれば，南アフリカで調査した在宅の主たる介護者の3分の2が女性です。そして，その4分の1が60歳以上です。南アフリカの在宅ケアに関する全国評価では，介護者の91％が女性でした。

ケアリング（愛情と思いやりにあふれた態度）とケアギビング（介護）の難しさ

　愛する家族とかその他の個人に定期的にケアを提供することは，身体的に疲

9　ケアする人をケアする　139

れるものです。また，気持ちのうえでも大変疲れ，心配のもとでもあります。そのために，自分が至らないと感じたり，憤りを感じたりもします。最も善意ある寛大な心をもった人でも，患者の苦しみや不快感を毎日共有すると，その容赦ないニーズに疲れ果ててしまいます。

　介護者が自己犠牲の態度をとることはよく見られることで，自分の力量不足感や怒りの感情を押し殺してしまうのです。介護者は，必要に迫られてその役割を担っていることが多いのです。他に適切な人が誰もいないという理由が主なものですが，人間関係や家族における責任感から派生するある種の利他主義によるところもあります。そのため，介護者は，自分が描く理想的な介護者のイメージとは相反するような感情や身体的症状を露呈させたりすることもあります。けれども，そのようなふるまいは，難しい状況へのごく一般的な反応だということを，すべての介護者が認識しておくべきです。介護者はすべて，この"正常"な状態の何らかのバリエーションを経験します。けれども，介護者は，介護を提供するプロセスで，自身の身体的また精神的健康を危険に陥れてはいけないということも認識しておかなければなりません。この基本的な現実を無視すれば，介護者も患者も両方とも苦しむことになります。燃え尽き状態に陥ることを防ぐには，介護者が自分自身のための時間をもつようにすることが不可欠です。患者の容赦ない苦しみや不快感のために，介護者はついやり過ぎてしまい，1人の人間が耐え得る以上の負担を抱え込んでしまいがちです。

　患者は，自分がともに生きていかなければならない病気や状況と同じくらい，厳しい要求をしてくるかもしれません。しつこい要求に対応するには，落ち着いた態度と，ケア計画に頼ること，また必要に応じてその計画を調整することが必要です。患者をその病気あるいは状態から切り離して考えることが大切です。そして，患者と介護者がともに生きなければならない状況に対して，患者を責めるのを避けることが大事です。ですから，すべての介護者が，全体的ケア計画をたてる際に，自身の身体的・精神的健康を守るために十分な時間とエネルギーをもてるよう考慮することが重要なのです。これは贅沢ではありません。かなり長い時間にわたって介護をすることになりそうな場合は，それを行う人にとって絶対に必要不可欠なことなのです。

　介護者の第一の責任は，介護者自身が患者のために介護を行う努力を継続で

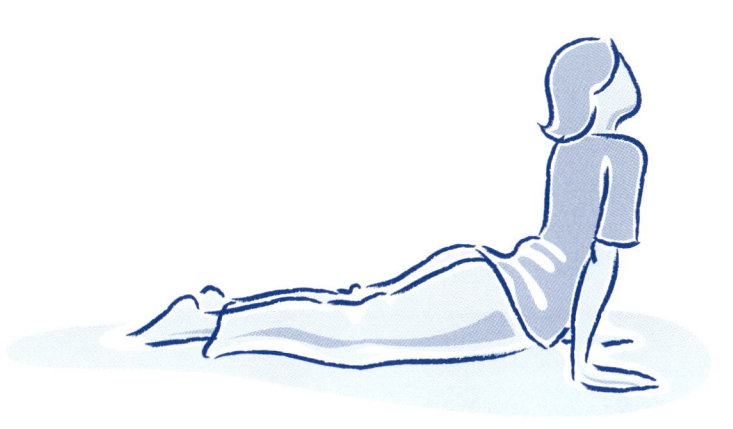

図9-1
運動はいろいろな面で健康に役立ち，愛する人を介護するストレスを軽減する

きるようにすることです。それは特に，自分の健康を保つ責任を意味しています。バランスをとって元気な状態にしておくことが必要です。そのために次のようなことを考えてみましょう。

- 果物，野菜，全粒穀物に富み飽和脂肪酸の少ない健康的な食べ物をとるようにする。
- 十分な睡眠と休息をとるように心がける。
- 運動の時間をつくる。定期的な運動はストレスを軽減し，多くの面において健康を改善する。
- 健康診断を受ける。うつや病気の兆候がないかも診断してもらう。
- 友人との連絡を保つ。社交的活動は，つながりをもっているという気持ちにさせてくれ，ストレス軽減に役立つ。
- 読書，スポーツ，コミュニティ活動など関心のあることを維持する。
- スポーツ，ガーデニング，定期的なマッサージなど楽しみや趣味のために十分な時間をとっておく。
- 家族介護者休息ケア（レスパイト・ケア，以下"介護者休息ケア"）をとることができるように代わってくれる人を確保しておく。その交替要員には介護に必要なことすべてがわかるようにしておく。参考にしやすく従い

やすいようによく準備された介護計画は，介護者が不在の間の懸念や不在にするという罪悪感を減少させてくれる。
- 健康と意欲に関する懸念は医療者に相談する。これは贅沢ではなく，適切な予防措置である。
- 疲れ，苛立ち，怒りを感じてもよいということを受け入れること。そのような感情は，介護者が置かれている状況のもとでは，人間の感情としてごく自然なものだということを受け入れること。介護者は，罪悪感，怒り，フラストレーションを払拭する方法を見つける必要がある。それは，体を動かす活動，友人と会うこと，あるいは介護者として過ごした時間を書き記すことなど，人によって手段はいろいろ考えられる。
- 個人的な限界を受け入れ，アドバイスや支援を求めることによって対処する。
- 「ノー」と言う時を知ること。介護者は，介護を効果的にやることはもうできないという自分の限界を設定しておく必要がある。これは他者や患者からの必要以上の要求に関してかもしれない。介護者の健康を危険にさらさなければ満たせない要求に対しては，限界を設定しておくべきである。
- 介護をすることはユニークな役割で，配偶者や親戚のそれとは異なる。また，スキルを発達させることや異なるいろいろな才能を駆使することが求められるということを理解する。
- 発言すること。ほとんどの介護者は，自分たちが社会において重要な役割を果たしているということを認識していない。自身が行う仕事を自分の懸念と愛情の表れとしてだけ見ている。そのため，自分の好き嫌いやニーズを言葉にすると不平をもらしていると取られてしまわないかと恐れて，発言するのを嫌うのだ。
- 提供された支援に対しては「イエス」と答えることを学ぶ。誰かが支援の手を差し伸べたら，買い物や愛する人の見守りなどのリストを準備しておこう。それは，介護者を助けるだけでなく，支援を申し出た人々にも，介護している人を支援できるという満足感を与えるものだ。
- サポートネットワークを創る。介護者は，負担を1人で担っているとよく感じる。けれども，ほとんどは，喜んで助け舟を出そうとする友人がいた

り，教会のグループ，あるいはその他の支援グループが周りに存在していたりする。自分自身の健康を維持しストレスを緩和するために，そうしたすでにある支援を活用しよう。
- 介護者は，自分自身の健康を考えなければならないし，医療の受診予約や検査予約などを無視するべきではない。
- 他の活動のために時間をとれるようなスケジュールを作って休憩をとろう。いつも介護をしている介護者に休息を提供できるように，計画は，他の家族，友人，ホームヘルパーとともにたてるようにしよう。

介護者の健康：身体的疲労とストレスにどのように対処するか

　愛する人のために介護できることは報われることが多いものです。けれども，それは同時に有害なレベルのストレスを抱え込むことにもつながりかねません。介護者の研究では，主に指摘されるべきこととして，ストレスとそれによって生じるリスクが認識されています。介護者が感じるストレスはしばしば特異なものです。それは，患者が，継続的，長期的，"慢性的"状態にあるということ，そしてその患者は介護者が強い愛情の絆を感じる対象だという事実によって，状態は悪化します。憤りと罪悪感の入り混じった感情によってさらに悪化する持続的ストレスは，高血圧，心疾患，関節炎の突発，酸逆流，頭痛，首の凝り，背中の痛み，その他深刻な健康状態を起こす原因となりかねません。ストレスは，うつ状態を発症させることもあり，それは身体的健康問題を悪化させることもあります。

　介護は非常に消耗的な活動なので，介護者の気力・体力と時間を独占するだけでなく，感情的にも独占してしまいがちです。そのため，介護者は，自分の健康的な生活を無視してしまうきらいがあります。介護者は，自身にとって有害な習慣に陥ってしまい，自身の健康上の兆候や，定期的な医療受診の必要性を無視したりすることが多々見られます。介護者が，自分の不快感の慰めとして，アルコールや処方薬に救いを求めようとすることも珍しくありません。定期的な運動や健康的な食生活を止めてしまう人も少なくありません。介護の提供に焦点を合わせ，自分自身が必要なことにはあまり注意を払わないような生活のサイクルは，最終的には破滅的になります。介護者に伝えたい重要なメッ

セージは，自分の仕事に自身のケアを含めなければならないということです。

うつ状態

患者の長い療養期間中，あるいは治療中，介護者は，自分が十分なことをしていないとか，あまり巧くできないなどという罪悪感を経験します。

うつは，介護者自身の生活と患者に提供できる介護の質を低下させる可能性があります。うつの発症には，いくつかの共通する症状が見られます。

- いつまでも続く悲しい感情と絶望感。
- 罪悪感と低い自尊心。
- 自分自身の生活や楽しみ，友人，趣味，スポーツへの関心を失う。
- 疲弊感と疲労感。
- 集中力の欠如と記憶力の低下。
- 不眠，悪夢。
- 食欲と体重の変化。
- 怒りと憤り・恨み。
- 死と生きることについての暗鬱な考え。
- 忍耐力の欠如とイライラ感。

このような症状の組み合わせが見られたら真剣に考えるべきで，医療者に相談すべきです。

効果的なコミュニケーション

建設的にコミュニケーションできることは，介護者の重要なツールの1つです。明瞭ではっきりと意思を伝える建設的な方法でのコミュニケーションによって，介護者は，介護を提供している人との関係やその介護にかかわる他者との関係を良好なものに維持できます。よいコミュニケーションは，個人的な能力ですが，介護にかかわる人とのコミュニケーションに役立つ，いくつかの簡単なルールがあります。

- "あなたが（は）"メッセージではなく，"私が（は）"メッセージを使う。たとえば，「あなたが私を怒らせた」ではなく「私は怒りを感じています」というふうに。このような表現をすると，相手を責めるのではなく，また相手を防御的にすることなく，自分の感情と反応を表現できる。このアプローチは，自分の感情に対して自分で責任を引き受けることができるようにする。それと同時に，そうした感情を引き起こしたいくらかの責任を患者に引き受けてもらうことができる。
- 他者の権利と感情を尊重する。患者とともに過ごした時間は，患者について普通以上の親密な知識を介護者に提供する。同時に，それは，維持されるべきレベルの信頼感を構築する。患者はプライバシーの権利を有しており，介護者はそれを尊重しなければならない。介護者は，患者の弱点や患者が保護したり防御したい生活の部分を知るようになる。介護者は，そうして得たどの情報も，その人の感情を意図的に傷つけるために使ってはならない。しかし介護者も同じ敬意をもって扱われなければならない，ということをはっきり相手に認識してもらうことも必要である。
- 共感。痛みや不快感を感じている人は，時に怒りや中傷するような言葉で反応することがあるということを受け入れるために，共感は必要なものである。もし，怒りや中傷などがたまにあるだけなら，それはそのまま受け止めておくべきだ。しかし，頻繁に起こりパターン化してしまっているなら，それは相手と率直に話し合うべきである。
- 明確で具体的であること。患者に直接話をする。意味したことや頼まれたことを患者が理解してくれるだろうと暗示したり期待したりしないこと。介護者が必要なことや感情について直接話をするとき，患者が同意しなかったり，要求に対してノーというかもしれない。介護者は，患者には個人的意見をもつ権利があり，介護は患者にすべての意見や要求を受け入れる義務を負わせるものではない，ということを受け入れる準備をしておかなければならない。介護者と患者の両方が，率直に直接的に話をすれば，お互いを理解できる可能性はより高い。お互いの関係は，お互いのアイデアや意見を認識することから恩恵を受けるはずだ。特に，相違を正直に認識し，それはそれで受け入れることができれば，お互いの関係に利するこ

とになる。
- よい聞き手になろう。傾聴は，コミュニケーションの最も重要な側面である。話されたことではっきりしないことがあれば，推測せずに，尋ね直したほうがよい。

家族介護者休息ケア（レスパイト・ケア）

「介護者休息ケア」は，通常，介護からのある程度の期間の"休み"を意味します。この間，患者のケアは，在宅で誰か交替した人によって，あるいは介護施設において行われます。代替介護者は，医療者，患者の他の家族，友人の場合もあります。

そのような長期の休息が必要だと感じる介護者は，状況と利用できる選択肢の見直しについて医療者と話し合うべきです。愛する人の介護の責任を引き受けた人は，そのようなことをすることに罪悪感を感じたり気が進まなかったりします。それはごく正常なことです。けれども，多くの場合，それは，患者と介護者の両方にとって有益なことなのです。この点に関しても，自分の経験をもとにして助言できる医療者と率直に話し合うべきです。

介護者休息ケアが，すべてのケースで関係者のすべてに必ずしも好都合に運ぶわけではないかもしれません。多くの介護者が，長期休暇の間，愛する人の傍にいないことを"淋しく"思います。または，離れていることからストレスを感じ，それが長期休暇の利点を相殺しかねません。介護者休息ケアを使おうとする時には，介護者の健康や患者への影響も含めて，あらゆる面が注意深く考慮されなければなりません。

介護者休息ケアのタイプと長さも，関係者すべての間で話し合われるべきでしょう。

介護者休息ケアの期間，ほとんどの介護者が感じる不安は，自分がいない間患者の心身の健康が大丈夫かという懸念からくるものです。こうした不安は，介護者が作成し更新してきた詳細なケア計画を，代替の介護者に提供しておくことによっていくらか緩和されるでしょう。

終末期の患者の介護をする

　愛する人が死へと一歩一歩近づいていく時に，常にその傍にいるのは難しいことですが，それが介護者の現実です。介護に関する他のすべての側面と同じように，遭遇するチャレンジと感情的苦悩にうまく対応していくには，予期と計画が必要です。回復の見込みがまったくなく死が不可避な時，患者が安らかに尊厳の中で逝くことができるように，介護者がやるべきことはとてもたくさんあります。

　ある時が来ると，患者が自分で治療に関する意思決定を下すことができなくなるかもしれません。そのときは，その決断が患者と近しい家族（介護者であるかもしれない）と患者の医師に任せられることになります。多くの国では，個人が，終末期などのことも含んだ事前指示書を前もって作成できるようになっています。これは，通常，医療に関する委任状あるいは「リビング・ウィル」（生前意思表明書）などとして知られています。そのような書類には，救命措置と治療に関する患者の希望に関する一般陳述が含まれているかもしれません。事前指示書の中には，患者が希望する／希望しない具体的な医学的治療のリストが含まれています。このような書類は，実際に必要とされる時期よりずっと以前に作成されておかなければなりません。そして，それを実行に移すよりずっと以前に，できれば患者の口から，家族や友人にそのことを伝えておくようにすべきでしょう。

　（リビング・ウィルは，患者がもはや意思決定をできなくなった後，どのような治療を望むかという患者の希望について，医療者や愛する家族のために書面で作成した法的書類です。リビング・ウィルの法的効力は，司法管轄区によって異なります。そして，その法的書類を具体的な状況に適用するにあたっては，法律専門家に相談するのが最善です。）

　場合によっては，患者を在宅ケアから病院などの施設に移されなければならないこともあるかもしれません。この決定は，通常，医療者と相談のうえで，家族が行います。けれども，最期の日々を自宅で過ごすのが患者の願いならば，患者に安寧をもたらすために，介護者が行えることはたくさんあります。終末期の多くのケースで起こってくる状態は予期できることがあり，医療者と相談しながら，患者をできるだけ楽にすることができます。医療者の経験は，

特定の患者に起こるかもしれない問題を予期し，特別な技術，機器，あるいは薬を使うなど，それらにどう対応していくのかを考えるうえで役立つものです。以下に予期される状態のいくつかを挙げます。

- 終末期の患者の多くには便秘がよく見られる。
- 飲食の問題。
- 呼吸困難。
- 嘔吐と吐き気。
- 頻繁なしゃっくり（横隔膜の不随意の収縮）。
- かゆみ。
- 痛み。

　終末期の病気の最終段階においては，医師と介護者が患者のためにできる最も有用なことは痛みの抑制かもしれません。医師が，それぞれの状態に適切な鎮痛剤を処方します。そして，その薬が医師の指示通りに提供されるべき時に患者に提供されるかどうかは，ひとえに介護者にかかってくるわけです。介護者は，使われている薬の副作用に常に注意しておかなければなりません。そして，気づいた副作用については医療者に相談してください。
　医療者は，痛みの緩和のために，深呼吸，瞑想，マッサージなどリラックスするための技術など別の方法を推奨するかもしれません。患者がそのような技術の活用の仕方を学ぶのが早ければ早いほど，より効果が高いと思われています。
　死に逝くことを経験している人に，不眠，落ち着きのなさ，うめきなどといった形で現れる不安や興奮が見られるのは，ごく普通のことです。そのような出来事については医療者と話し合うべきです。医療者は，それに対して，たとえば抗不安薬など医療的な解決策があるかどうかを判断します。
　不安は，場合によっては，患者の心を乱している未解決の問題によって引き起こされていることがあるかもしれません。介護者はそれについて医療者に相談すべきです。そのような場合は，仲のよい家族メンバーが患者に対応するのがいちばんよいのかもしれません。あるいは，患者に霊的導きを提供できる聖

職者のサービスを使うことが最善な場合もあるかもしれません。

患者の死

　死は，体の活動が停止した時に生じます。患者の病気と状態によって，それは突然訪れるかもしれませんし，徐々に訪れるかもしれません。患者の治療をしている医療者が，死期については助言することができるでしょう。人生の本当の終末期においてでさえも，私たちはお互いのつながりを求め合うものです。この時期，介護者，家族，その他愛する人々が，患者の手を握ったり，自分たちの愛情について話しかけたりするなどして，その存在と愛情を示すことが大切です。死が生じたという兆候は，呼吸と心拍の停止と全身の反応の喪失です。医療者が最終的に死亡を判定します。

　お葬式と埋葬の取り決めは，患者の死よりずっと前に行っておくとよいでしょう。関係者にとって，必要な取り決めが話し合われ同意されていること，すべてが適切な葬儀仲介人（聖職者，葬儀社など）と調整されているということがわかっていると安心できるものです。

喪失を悼む

　愛する人を失った悲しみの経験は，特に介護者にとっては難しいものです。それまで，介護を提供することに自分の時間と気力・体力を献身的に注ぐことがすっかり習慣になってしまっていたからです。経験した感情は非常に強いもので，時に圧倒されるような思いになります。悲しむ時間と空間を自分自身のためにつくるのはごく普通のことです。けれども，介護者の役割のすべての面でそうであるように，最悪の影響は，予期すること，計画すること，そして，悲しみの現実を認識することによって避けることができます。人は，悲しみをそれぞれ個人的な方法で経験します。けれども，悲しみの現れ方は多くの人々に共通しています。予測できる介護者が経験する悲しみの段階は，以下のとおりです。

- 非常に深い喪失感―無感覚とかショック。
- 拒絶感―愛する人を亡くしたことを受け入れたくないという思いに根ざ

す。
- 死と喪失感のゆるやかな受容―深い悲しみと泣くことによる感情の解放が伴う。
- 罪悪感―介護者自身やその他の人々にもっとできることがあったのではないかという感情に基づく。
- 不安感と無秩序感―集中力がなくパニック発作を伴う。
- なかなか消えない淋しさと切望の感情―人生の一般的な活動，かつては楽しみや安堵の源だった活動にも無関心になる。
- 怒りや憤りの強い感情―亡くなった人に向けられることさえある。
- 患者の死の最終的な受容―介護者は普段の生活に戻る。患者の死は現実として存在し続けるが，介護者の生活を支配するようなものではなくなる。

　介護者にはとりわけ，哀悼の時期においては，他者による注意やケアが必要です。このごく普通の人間のニーズは予期されるべきです。介護者は，家族や友人たちに囲まれているようにしておくのがよいでしょう。また，多くの地域社会では，教会や死の悲しみを経験している人々を対象とした社会的グループなども支援を提供しています。
　もしも，介護者が自分では対応できないほどの悲しみを経験している場合は，専門家の助言を求めるのが賢いかもしれません。助けが必要だということを示す兆候があります。すべての介護者がそうした兆候に注意すべきでしょう。それらは以下のようなものです。

- 家族や友人との接触から引きこもる。
- 非常に強い敵対感。
- 薬やアルコールへの依存。
- 感情的混乱―元気いっぱいな様子と深いうつ状態が交互に現れる。

　死の悲しみの結果陥るこうした状態は，前もって準備しておくことにより回避できます。その悲しみの現実に向かい合う必要があるということを予期して，それらを乗り越えるのに必要なステップをとるための計画をたてておけ

ば，回避することができるでしょう。

X
●第10章

介護者のためのヘルス・リテラシー（健康についての知識）

　介護の仕事は，通常，寛大さと愛情の絆に基づいています。これは，介護者の最大の強みですが，それだけでは十分ではありません。なされた努力が，患者と介護者のどちらにとっても，最善の結果を生み出すように，すべての人が，効果的な介護の提供者となるための方法を学ぶ必要があります。私たちは，今日，それを"ヘルス・リテラシー"（健康についての個人の知識，理解，活用能力）と呼びますが，それはフローレンス・ナイチンゲールの時代においても，重大な関心事でした。

健康の法則についての知識

　ナイチンゲールが『看護覚え書き』の結論で記したように，介護者の仕事は，医師や看護師のそれにとって代わるものではありません。けれども，医療者と有効で良好な関係を築くことは，介護者の責任の一部です。そのようなチーム間の効果的なコミュニケーションは，少なくとも，患者の状態についての基礎知識と，患者に必要なタイプの質の高い介護をどのようにすれば提供できるかについて，介護者が学習しているかどうかに依るところが大きいものです。ナイチンゲールは，これを「健康の法則についての知識」あるいは「衛生上の知識」と呼びました。今日では，衛生と介護に関する基本的規則の学習は，一般的にヘルス・リテラシーと呼ばれるものの一部となっています。本章は，このテーマに関連してナイチンゲールの記していることから始めます。それから，本章は，今日の介護者や患者のためのヘルス・リテラシーに関する案内へと続いていきます。インターネットやその他のバーチャルあるいはリアルネットワークが，今日の介護者が健康について"知識がある"ことの1要素となっ

153

ています。したがって，本書は，そうした現代的な自己学習手段を通じて，介護者が入手できる情報源や支援源に関する案内と助言で締めくくります。

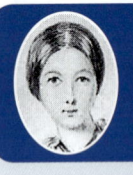

看護覚え書き
フローレンス・ナイチンゲール

　それにもかかわらず，これらの覚え書きが衛生看護に関するものであるからといって，看護の熟練技術とも呼べるものの大切さが軽視されていると考える人があってはならない。清潔な場所で患者が失血死するままに放っておかれることもあるだろう。あるいは，自分で身体を動かすことができない患者が，褥瘡が原因で死ぬこともあるだろう。それは，きれいな空気も光も静かさもすべて与えられていても，看護婦がその患者の体位をどう換えたらよいのか，身体をどう清拭したらよいのか知らないためである。しかし，熟練技術としての看護をここで論じなかったのは次の三つの理由による。
　すなわち，これらの覚え書きは，病人のための調理法マニュアルをめざしたのではないのと同じに，看護マニュアルをめざしたものではない。外科の看護とも言うべきもの，すなわち実際的な手を使う看護については，筆者はおそらくヨーロッパでは誰よりも多く見てきていると思うが，その経験から考えて，正直なところ実際的な手を使う看護はどんな本からも学ぶことは不可能であり，それは病棟においてのみ十分に習得されるものであると確信する。筆者はまた，完璧な外科看護は，ロンドンのある病院にいるあの古風な"シスター"によって行われているのを見ることができるが，ほかにはヨーロッパのどこにも見ることはできない，と心から確信する。
　この完璧な外科看護というべきものを受けていても，何千人もが汚れた空気が原因で死ぬが，その逆は比較的まれである。
　子どもについても大人についても，また病人についても健康人についてもみな同じように（とはいえ，病児の場合は他の人より特にそうだが），あらゆる原因のなかで最もよくあり最も命にかかわるのは睡眠であることを，私はここでくり返しておく。なぜならば，汚れた空気のなかにたとえ2，3時間でも，

ましてや数週間とか数カ月もいるとすればなおさらのこと，それが呼吸作用を乱し，病気における"事故"死を招くことになりかねない。冷たい空気と新鮮な空気の違いについて考えを混乱させないようにとの警告，これはここでわざわざくり返すまでもないと思う。あなたは患者に新鮮な空気を少しも与えていないのに命にかかわるほどに彼を冷やすこともあるだろう。そして，あなたは患者を少しも冷やすことなく新鮮な空気を与えることもできる，いや，十分できるのだ。これは良い看護婦であるかどうかの目安である。病気のために意識が遠くなる状態が長い間くり返されている場合，例えば特に呼吸器に影響を与える病気の場合，そのときの正しい治療法とは，肺には新鮮な空気を，身体の表面には暖かさを，そして多くの場合，（患者が嚥下できるようになったならばすぐに）熱い飲み物を与えることが正しい療法であり，これら以外にはない。しかしよく見かけることだが，看護婦あるいは母親は全くこの逆をしている。新鮮な空気が入ってくるあらゆる隙間をふさいでしまう，身体は冷たいままにしておく，あるいはもう熱をあまり生み出さなくなっている身体の上に寝具を重たく掛ける。「呼吸をすることがあたかもあらゆる注意力を集中させなければならない機能であるかのように，用心深く不安そうに息をしている」ことが子どもたちにまれではない状態であり，そのときは以上にあげたすべてのことに注意が必要である，と先の論文には述べられている。非常に衰弱している成人患者にさえあることだが，呼吸がほとんど随意運動になってしまうことがたびたび認められているはずである。「呼吸機能の完全な遂行が病気によって妨げられているところに，その完全なはたらきが突然に要求され，それに応じきれないために機械全体が突然停止する結果になる」ことが一つの過程として述べられている。さらに，「生命機能を活動させておくための神経の力が不足するために生命が絶える」ことがもう一つの過程として述べられている。幼児期に"事故"死が最も多く引き起こされるのはこのことによる。中年期においても，この両方の過程からだいたいは突然ではないにしても死に至ることがある。それに，中年期においてさえも，ここに言及されている"突然の停止"が子どもの場合と同じ原因から起きるのを私は見てきた。要約するとこうである。女性に衛生知識があったほうがよいとすることに対して力説される最も一般的な反論，その一つは女性自身によるものでありもう一つは男性によるもの

であるが，その二つの反論に対する回答に一つの警告を加えると，それは看護の技についての議論のすべてを包含する。

●**健康の法則についての本当の知識のみがこれをやめさせることができる**

　男はよくこう言う。女に健康の法則について何かを教えるのは賢明ではない，なぜなら彼らはすぐ与薬をしたがる——それでなくても現に素人与薬が多すぎるのに，と。全くそのとおりである。ある高名な医師が私に言ったのだが，母親，女性家庭教師，看護婦によって，危急時あるいは継続的に子どもたちに与えられる甘汞[†1]の量は，彼が今までの経験で医師の処方としては聞いたこともないほど多量であった。また別の医師は，女は薬といえば甘汞と緩下剤しか考えないと言う。そういう場合が多いことは否むべくもない。ほかのどんな専門的な業務においても，素人の女性によるこの無謀な与薬をかつて見たことがない。

　しかしこれは，本当に経験を積んだよく観察する看護婦であればしないことである。彼女は自分にも他人にも，与薬はしない。健康の観察と経験に関する事柄について，母親，女性家庭教師あるいは看護婦である女性たちを啓発することこそが素人与薬をなくす方法であり，医師たちがせめてこのことを知っていたならば，それは看護婦を彼らに従順にさせる方法でもある——彼らが医師にとって妨げではなく助けとなるように。女性をこのように教育することは確かに医師の仕事を減らすだろう——しかし，仕事がもっと増えるように病気がもっと増えることを医師が望んでいるなどとは誰も全く考えはしない。

●**病理学が教えること。観察のみが教えること。内科的治療がすること。自然のみがすること。**

　女性たちがよくこう言う。自分たちは"病理学"について知ることも，あるいは"解剖する"ことも全くできないのだから，健康の法則についても，あるいは子どもたちの健康を守るために何をすべきかについても知ることはできない——これは解きほぐそうにもむずかしい混乱した考えである。病理学は病気

---

　　　　†1　塩化第一水銀。下剤。甘味があるので甘汞と。

が与えた害を教える。しかしそれ以上のことは何も教えない。健康の法則と病理学は表裏一体をなすものであるが，その表である健康の法則については私たちは観察と経験による以外のことは何も知らない。そして健康な状態を維持しあるいは取り戻す方法を私たちに教えるのは，観察と経験をおいてほかにはない。内科的治療は治癒作用であると考えられている場合が多い。しかしこれはそういうものではない。内科的治療とは機能の外科手術であり，本来の外科手術は四肢および器官に行われるものである。そのどちらも障害となるものを取り除くこと以外は何もなし得ないし，どちらも癒すことはできない。自然のみが癒すのである。外科手術は治癒の妨げになる弾丸を肢から取り除く。しかし自然は傷を癒す。内科的治療にしても同じである。ある器官のはたらきが妨げられると，私たちの知る限りでは，内科的治療は自然がその妨害物を取り除くのを助けるのであって，それ以上は何もしない。

　そしてそのどちらの場合にあっても看護がしなければならないことは，自然が患者にはたらきかけるように最善の状態に患者を置くことである。だいたいはその逆のことがなされている。あなたは新鮮な空気や静かさ，清潔さは浪費でありたぶん危険でぜいたくだと考え，それらは都合のよいときにだけ患者に与えられるべきものであり，内科的治療こそ欠くべからざるもの，万能薬であると考えている。この幻想を追いはらうこと，そして本当の看護とはどういうものか，そして本当の看護とはどういうものではないか，を示すことに私がいささかでも成功しているならば，私のめざすことは達せられたことになろう。

●**さて，次は警告である。**

　女性をよい看護婦にするのに必要なのは，失恋，目的の不足，漠然とした愛想づかし，あるいはほかにできることがないこと，であるというのは，男ばかりでなく女にも広く受け入れられている考えのようである。それで思い出すのはある教区でのこと，年とった愚かな老人が"豚の番はもう無理"だからといって校長にされた話である。良い看護婦を育てるためのこれまで述べた処方を，よい使用人を育てることに応用してみるがよい。その処方は失敗することがわかるだろう。にもかかわらず，最近の通俗作家たちは，失恋したレィディ[†2]とか居間から出たことのないようなレィディたちが戦地の病院にくり出すよう

に仕立てて，彼らに傷兵の恋人探しをさせるのだが，彼らは恋人を見つけると，ご多聞にもれず，その恋人のためにすぐさま病棟を見捨ててしまうのだ。しかも作家たちの意見によれば，これらのレィディたちはそれで悪びれるどころか，かえって看護のヒロインなのであった。情け深い男や女たちは，彼らが何一つ知るはずのない世界のことについてそれをよく知っていると思い，なんと残酷な誤りを時としておかしていることだろうか。

　病院はもちろんのこと，大きな病棟での毎日の管理——人にとっての生と死の法則とは何か，そして病棟の健康の法則とは何かについての知識（病棟が健康であるか不健康であるかは，主として看護婦にその知識があるか無知であるかによる）——は，ほかのどの技もそうであるように，経験と細心の探究による学習を必要とする非常に重要で困難な事柄ではないのか。それらは，恋に破れたレィディに霊感で浮かんでくるものでもなければ，生活のためにあくせく働かねばならない貧民救済院の人たちに浮かんでくるものでもない。

　このような乱暴な考えが病人たちにもたらす害はまことにひどいものである。この点に関しては（なぜかそうなのだが），ローマカトリック教会の諸国の方が作家にしても労働者にしても，少なくとも理論的には私たちの国の人たちよりずっと進んでいる。彼らは，立派な働きをしている修道院長あるいは慈善修道女会が，このようなきっかけでこの仕事についたなどとは決して考えもしないだろう。修道院長の多くは，聖職志願者がその身を捧げるのにこれよりほかによい"仕事"あるいは理由をもたないように思われる場合には入会を断ってきた。

　私たちが"誓いをしない"のは事実である。しかし，どんな技においても，特に慈善の技の場合はそうだが，それを正しく学習しようとする真の心構えが，ほかのすべてあるいは何かへの愛想づかしではないことを自分たちに確信させるための"誓い"というものが必要だろうか。私たちは同胞への愛（そしてその分枝の一つとしての看護への愛）を実際それほどに低く考えているのだ

†2　lady　一般に，教養，礼儀作法，他者への配慮などを身に備えた女性を指す。男性の gentleman に対応。
†3　パリの西南約30キロのポール・ロワイヤルに13世紀からあった女子修道院。反宗教改革のために創られたイエズス会をアウグスチヌスの考えに拠って批判し（ポール・ロワイヤル運動）弾圧された。

ろうか．フランスのポール・ロワイヤル修道院[†3]のアンジェリーク院長（Mère Angélique）[†4]ならばこのことについてどう言われたであろうか．わが国のフライ夫人（Mrs.Fry）[†5]ならばどう言われたであろうか．

　私は私の姉妹たちに，今，至るところに広まっているわけのわからない二種類の言い分に耳を貸さないでほしいと心から願う（なぜならそれは両方とも同じにわけのわからない言い分だからである）．その一つは，女性の"権利"に関してであり，医学その他の職業を含めて男のすることはすべて女もすべきだと主張するもので，それも，単にそれを男がしているという理由からそう言うだけで，それが確かに女のできる最善のことであるかどうかについては全く顧慮されない．もう一つは，男のすることは一切女はしないようにと主張するもので，それも単に女だからという理由からそう言うだけで，女は"女としての義務感を思い起こすべき"であり，また，"これは女の仕事"であり，"あれは男の仕事"であり，そして"これらの仕事は女がしてはならないこと"だからなのだ．これはすべて根拠のない主張で，それ以上のなにものでもない．当然ながら，女性はこれらの世評のいずれにも耳を貸すことなく，神が創られた世界の仕事に対して，たとえそれがなんであろうと自分がもつ最善のものをもってくるべきである．なぜならば，"人が言うだろうこと"，意見，"外からの声"，それらに耳を傾ける人はどの人もこの人も同様にたいした人間ではない．ある賢人が言ったように，外からの声に耳を傾けることによって偉大なこと有益なことを成し遂げたという人はいまだかつていないのである．

　あなたが行ったよいことの結果が，"女にしては上出来だ！"であることをあなたは望まないだろう．また，"それはいいが，彼女はこれをすべきではなかった．なぜならばこれは女にふさわしいことではない"との声を聞いて，あなたがよいことをするのを諦めることはないだろう．それが"女にふさわし

　[†4]　1591〜1661．1602年に11歳でポール・ロワイヤルの院長に．深い宗教体験を経てのち，ポール・ロワイヤル運動の中心となる独自の修道院改革を行った．厳格な規律と誓いを導入したが，誓いを立てない男女の修道者をも迎え入れ，回心と奉仕の生活を与えた．
　[†5]　1780〜1845．女性受刑者の獄舎の日々を人間的で健康的なものとすべく，彼らの生活に入って導いた活動で知られる．クエーカーの信仰実践の徒．晩年に看護婦訓練も手がける．

い"ことであってもなくても，あなたは，よいことをしたいと思うだろう。女がこれをできたのが素晴らしいからといって，そのためにそれがよくなるものはない。かといって，もし男がそれをしたのであればよいことだったろうに，女によってなされたために悪くなるというものもない。こういうわけのわからない話にとり合うことはない。心を素直にひたむきにして神の仕事へのあなたの道を邁進しなさい。

●素人女性による与薬の危険

　多くの女性たちが，医者から"青汞丸薬[†6]"の処方を一度手に入れると，それをふつうの緩下剤として週に二度も三度も人に与えたり自分で服用したりするのを私は知っている——それがどんな結果をもたらすかは想像どおりだ。私はあるところで，たまたまそのことを医者に知らせる役回りになった。するとその医者は薬の処方を比較的害のない緩下剤に変えた。するとそのレィディが私のところにやってきて，今度の薬は「前の薬の半分も自分には効かない」とこぼした。

　もし女性たちが薬を服用したり人に与えるならば，最も安全な方法はそのつど医者に来てもらうことだ——というのは，彼らは自分でも薬を服用し他人にもそれを与えているのに，最もありふれた薬の名前をわざわざ知ろうともしないし，例えばコロシンスとコルチカム[†7]のような名前を混同する，そういうレィディたちを私が見てきているからである。これは鋭い刃のついた道具を"やたらに"ふりまわすことである。

　非常に優れた女性たちがいるもので，彼らの田舎の家の近所に病気が多いからといって，ロンドンの彼らの主治医に手紙を書いて，自分たちが好んで使っていた処方薬を送るように頼み，その薬を自分の友人たちや貧しい隣人たちに与え，彼らはそれを服用する。そこでだが，あなたがその正しい適切な使い方もそのすべての結果もほとんど知らない薬を人に与えるかわりに，あなたより

---

　　†6　blue pill　カンゾウの根などの糖剤に未化合の水銀を結合させて作る丸薬。甘汞と同じく下剤であるが作用はより緩やか。
　　†7　コロシンスはウリ科の植物の果肉から採る生薬，峻下剤。コルチカムはイヌサフランの種子および地下茎から採る毒性生薬。鎮静，利尿，催便の作用がある。

も貧しい隣人たちが家のドアの前に積み上げている堆肥の山を移すように，あるいは開閉する窓あるいはアーノットの換気扇を新しく取り付けるように，あるいは家を清掃して漆喰塗料を塗るように説得して手助けするほうがずっとよいのではなかろうか。これらのことはその効果のほどが確かである。薬の不慣れな投与がどんな利益をもたらすかは決して確かではない。

　女性が最もよくする間違いは，人は誰でも24時間に1回は便通がなければならず，もしそうでなければすぐ緩下剤にとびつかなければならないと思っていることだ。経験からの結論は全く逆である。これは医者の課題であって，私はこれ以上深入りはしまい。ただくり返して言っておくが，医者に相談もしないであなたの忌わしい"緩下剤一式"を服用したりあなたの子どもたちに与えてはいけない。

ヘルス・リテラシー（健康についての個人の知識，理解，活用能力）

　明瞭なコミュニケーションと情報の効果的な伝達が，医療の質を保つために要求される基本的要素だということは，フローレンス・ナイチンゲールの時代も今も変わりありません。臨床現場では，医療者は，診断，医学的処置，そしてとられるべき適切な一連の治療行為について，患者に十分に説明をしなければなりません。同様に，患者は，症状を述べ，病歴や社会的履歴に関する情報を提供し，健康状態や心身の安寧に関する質問に答えられるようにしておくべきです。介護者の役割は，この情報交換の中間に位置するもので，患者のための擁護者として機能するだけでなく，医療者と患者の対話を促進する通訳（訳注：ここでは，医師の説明でわかりにくいと思うところをわかりやすく説明し直し，患者の言葉の足りないところなどを補足して医師に伝えたりすること）としても機能します。こうした個人間のコミュニケーション以外にも，パンフレット，DVD，インターネットなどの情報源が，健康上の行為，セルフケア，治療に関する意思決定，特定の医療システムの中をうまく舵取りしながら進む方向などについて，多くの情報を患者に提供します。

　この情報のやりとりの間，患者と介護者は，提供された医療メッセージを理

解し，それに対応して適切な行動をとるための一連の能力を持っていると思われています。これはかなり難しいことかもしれません。患者に提供される医療情報は，平均的な成人にはなじみのない曖昧な専門用語や概念であることが多いのです。中には，そのような医療メッセージも理解し，それに対応した行動をとれる患者もいるかもしれませんが，多くはそうではありません。口頭あるいは書面による情報を解読し，処理し，意味をつかみとるための認知能力，および適切なケアのために必要な行動能力に関しては，患者個人によって明確な差が見られます。

　どんどん複雑化する医療システムにおいて患者に突きつけられる要求を考慮すると，ヘルス・リテラシーとは，患者が医療情報を入手し，それに基づいて行動することを意味します。一般的に受け入れられているヘルス・リテラシーの定義は，「基本的医療情報と適切な医療に関する意思決定を行うのに必要なサービスを，入手し，処理し，理解すること」です。

　ヘルス・リテラシーは，多面的な概念です。そのうち読解力は，基本的な要素です。ヘルス・リテラシーは本質的に一般的な識字力に関連していますが，ヘルス・リテラシーにおける読解力とは，書かれたものを読み，処理し，理解する能力を超えた，広範囲にわたる認知的および社会的なプロセスまで包含します。

話すスキルと聞くスキル

　話すスキルと聞くスキルは不可欠なものです。医療組織で治療を受ける個人は，医療情報を入手し，それを十分に理解するために，医療者と口頭で対話し理解しなければなりません。概念的知識と数量的思考能力（あるいは基礎的な算数を行い，日常のタスクにその知識を応用する数学の能力）もまた，個人が診断を理解し，医療介入の必要性とそのリスクを理解するために重要なものです。

　患者や介護者は，これまで以上に複雑な医療システムに対応するため，機能的ヘルス・リテラシー（言い換えれば，医療システムの中をうまく舵取りをしながら進み，提供される医療情報を解釈して，それに対応するための能力）を前もって身に付けておくことが必要になってきます。機能的ヘルス・リテラ

シーは，ますます重要になってきています。健康を求める成人の平均的認知および社会的能力と，複雑な医療システムが提供するサービスを受けようとするときに，患者や介護者に課せられる負担，その間の溝が広がってきているからです。

ヘルス・リテラシーと医療アウトカム（医療の結果）

　過去20年ほどにわたって，低いヘルス・リテラシーと不利な医療アウトカム（結果）の関係を調べた研究が非常に多く行われてきました。その相関関係は必ずしも明瞭ではありませんが，ヘルス・リテラシーが，医療の知識の獲得，医療上の行為，処方された薬やセルフケアを遵守することなどに，直接的に影響する妥当と思われるメカニズムが見られます。

　過去10年ほど，低いヘルス・リテラシーの問題に対処する介入はほとんど講じられてきませんでした。限定的なヘルス・リテラシーにどのように対応するのが適切かということに関しては，さらなる研究が必要ですが，一定の医療コミュニケーションに関する複数の"最善の実践"（ベスト・プラクティス）が，さまざまな医療の職能団体によって推奨されています。これらは比較的簡単なステップで，低いヘルス・リテラシーとそれに関連してよくない医療結果が生じるリスクがあると思われる患者を認識する助けとなります。また，診察の時などのコミュニケーションの質と効果も改善します。

　ヘルス・リテラシーの低い患者を常に認識できるとは限りません。医療コミュニケーションのための最善の実践は，普遍的対応策をとり，常に平易な言葉を使い医療専門用語の使用は避けるようにすることです。それができない時もあるかもしれません。そのような場合は，用語や概念が明確に定義されたり説明されたりするべきです。効果的な口頭のコミュニケーション術は，**表10-1**に記しています。

　低いヘルス・リテラシーは，医療におけるコミュニケーションの深刻な障害となります。介護者は，医療，看護師，あるいは他の医療専門職に，明瞭で簡潔な言葉で自分や患者とのコミュニケーションを図るように頼むべきです。そして，口頭による医療メッセージと指導を補強するために，わかりやすい印刷物や視覚的資料の提供を要求すべきです。

介護者のための情報源

　介護者は，患者の介護という継続的責任に圧倒されているかもしれません。支援が欲しいと思っているかもしれません。けれども，自分の住む地域にある適切な，あるいは妥当な値段の資源や支援サービスをどこでどのように探したらいいのかわからないのです。世界中の介護者たちが，同じように支援や情報を欲しているかもしれませんが，そのようなサービスを見つけるのはそれほど簡単ではないかもしれません。どのような状況であろうと，どのようなタイプのサービスがあり，そのうちどれが自分の状況に最も役立つかを知ることは，介護者にとって有益でしょう。

　最も幸運な場合，介護者は，支援を探す手伝いをしてくれる，十分な情報をもっているボランティアに出会うでしょう。こういう人たちは，公的組織の職員かもしれませんし，地域のボランティア組織かもしれません。そのようなボランティアは，介護者の求める支援について，より積極的に前もって準備できるように支援してくれることでしょう。支援を提供できるかもしれない地域のサービスや組織についての情報を提供してくれるかもしれません。ボランティアは，介護者を支援するように設立された地域の組織やインターネットベースの支援グループのことをよく知っているものです。場合によっては，こうしたボランティアの役割は，ただ単に感情や経験を語る機会を介護者に提供するということかもしれません。多くの支援グループは，地域の資源，介護に関する助言，そして特定の状況に関する支援をどのようにして得るかということに関して，優れた情報源となります。

　支援が必要な時は，介護者は，自分のそのようなニーズにできるだけ素早く対応することが大切です。専門のボランティアや，地域のサービス，組織のサービスがなくても，介護者は，利用できる支援は何でも求めていく姿勢が重要です。家族メンバーや友人，隣人が必要な支援を提供してくれるかもしれません。介護者には，介護で自分が経験したことや対応するのが難しいと感じていることについて，誰かにただ聞いてもらいたいという瞬間があります。介護者は，それが，たじろぎや無責任の兆候ではなく（このような感情は間違いなく存在すると思いますが），当然のニーズであることを認識しなければなりません。そのような自分のニーズを無視してしまうと，介護者も患者も結果的に

コミュニケーション術	説　　明
ゆっくりと話す	患者と話すときには，ゆっくりとした速度で話す。
質問を奨励する	質問を引き出す効果的な方法は，「どんな質問をお持ちでしょうか」という尋ね方だ。これは開放型の質問で，患者が双方向コミュニケーションによりかかわりやすい。 「わかりますか」「何か質問がありますか」「あなたは（今，血圧測定，血糖値測定を）できると思いますか」といった質問は曖昧なので，つい「いいえ」と簡単に答えるのを避ける機会を患者に与える。
明瞭で平易な言葉でものごとを説明する	平易な非医療専門用語が使われるべきである。新たな用語はその定義を説明するべきだ。「鎮痛剤」ではなく「痛み止め」といった患者が耳慣れている言葉を使う。専門用語，統計，技術的用語などは避けるべきである。
複雑な数字の概念や統計は避ける	多くの人は百分率を理解しない。治療に関する意思決定をする前に，あらゆる数字を提供されてもそれが意味することを理解できない。患者に「あなたにXという結果が生じる可能性は20%です」と言う代わりに，「100人のうち20人にXという結果が生じるでしょう」と言えばよい。
類推や比喩を使う	類推は，患者がすでに知っている物事への複雑な概念を説明するときに選択されるべきだ。（例：「関節炎は，ドアのギーギーいう機嫌の悪い蝶つがいみたいなものです。」）
提供する情報を制限する	1つの議論においては，情報の提供を1〜3つの主なメッセージに限定する。それぞれのポイントを復習して繰り返すと，メッセージの強化になる。
患者の理解を確認する	「ショー・ミー（私に実際に教えて）」手法（訳注：ここでは医療者が説明したことを，患者に患者のことばで繰り返してもらうことを意味する）を使う。それによって，患者は自分の理解を示すことができ，介護者は患者の理解を裏付けることができる。
曖昧な用語を避ける	「空腹時に服用」と言う代わりに「朝食の1時間前に服用」といった表現を使う。

表10-1
効果的な言語コミュニケーション術

危険な状態になります。また，ただ単に誰かに話をするだけでなく，介護者は，実質的な支援も模索することが必要です。

このセクションは，介護者が，どのような種類の支援があるのか，またそれをどのようにして見つければよいのかを見極める支援をするために準備されたものです。すべての地域において，あらゆる種類の支援が用意されているわけではありません。けれども，自分の周りにどのような支援があるのかを知ることは，その中で特定の状況に要求される支援がどんなものかを見極めるための出発点です。支援プログラムや支援組織についての知識を携えていれば，介護者は，患者のために提供する介護を改善できるかもしれない情報やサービスをより効果的に見つけることができるかもしれません。そして，自身の介護の質や患者と共有する生活の質を高めることができるかもしれません。

情報はどこにある？

介護者や患者のニーズに対応してもらえる地域のサービスや資源について情報を得ることは，もし，その人が，どこでそれを探せばよいのかを知らなければ，あるいは，その組織や資源の正確な名前を知らなければ，かなり困難なことかもしれません。国や県などの機関や組織（特に，保健福祉問題を扱う部門や機関）に尋ねてみることが，地域のそのような情報を入手するのに最もよい方法である場合も多々あります。そのようなところでは，しばしば，異なるタイプの支援を提供する組織や個人のリストを準備しています。そうした機関は，地域の適切な部署や事務所を紹介してくれるだけでなく，特定の地域に存在するサービスについて説明してくれることもあります。

支援を模索する人々は，存在する支援サービスについて学ぶために，地元の医師，診療所，療養所，地域の聖職者，あるいは図書館などに連絡をとってみるのもよいでしょう。図書館は，介護者のために書かれた書籍や案内書を用意してくれるかもしれません。介護者のニーズによっては，こうした人々は，さらなる連絡先のリストを提供してくれるかもしれません。リストされた組織や機関は，女性のための社会的組織，男性のための社会的組織，あるいは地域ベースのビジネスグループや社会的グループの場合もあるでしょう。

あなたの地域社会で利用可能な支援サービスのタイプ

　成人デイサービスセンターは，身体的に，あるいは精神的に自立して機能することができない成人に，組織化され十分に監督された社会的活動やその他の支援サービスを提供する地域の施設です。成人デイサービスセンターは，しばしば，介護者に日中の貴重な短期レスパイト（介護からの休息）を提供してくれます。また，成人デイサービスセンターは，介護者が生計を支えるために働いている間，介護を受ける人の日常のニーズを引き受けてくれることもあります。成人デイサービスセンターは，社会的活動や自宅ではできないその他の活動を提供するという点で，介護を受ける人にも利点があるものです。

　特別な状態（たとえば，アルツハイマー症候群や多発性硬化症など）の人々への支援や介護を専門とする組織の支部は，そのような患者の特別なニーズに対応できるような成人デイサービスプログラムを運営しています。もし，地元にそのような支部がなければ，介護者は，国や県にそれに関する情報や支援を提供してもらえるか問い合わせてみるとよいでしょう。

補助機器・器具

　日常生活を支援する補助機器・器具は，障がい者などが，自身の日常生活をより自由に行うことができるように設計された物や器械です。これらには，視覚障害や難聴などのための特殊な製品，仕事をこなすロボット，ベッドからの移動を助けるリフト，階段の昇降を助けるリフト，歩行を助ける手すりや緩やかなスロープ，そして失禁やトイレ関連の製品などが含まれます。

　補助機器・器具の情報は，まずそうした製品を製造している会社から入手できます。また，補助機器・器具が必要な医療状態をもつと認められた個人に対して情報やサービスを提供する非営利の組織や機関を通じても入手できます。こうした会社や組織の中には，保険請求の支援や製品（特に失禁やオストミー製品など）の月決め配達などのサービスを行っているところもあります。また特定の疾患や障がいをもつ患者を専門に支援する国の機関が，必要な機器を"貸し出し"していることもあります。

介護者支援グループ

　介護者支援グループは，介護者が支援的環境の中で，自分の感情を表現したり，スキルを共有したり，介護の問題について学んだりする場です。専門家やボランティアがそのようなグループを主導している場合もあります。そのようなグループが地域になくても，インターネットのチャットルームや掲示板，ウェブサイト，メールなどを通じて，そのようなグループとつながるという選択肢もあるかもしれません。インターネットの支援グループの中には，"話題ごと"あるいは特定の問題専用のチャットルームを運営しているところもあり，参加者が情報を分かち合っています。専門家が参加することもあり，特定の状況に対応するための助言を得たりすることも可能です。

　特定の疾患，異常症，障がいをもつ患者の介護者には，リアルあるいはバーチャル支援グループも存在しています。支援グループに定期的に参加すれば，同じような状態や感情を経験しており，介護関連の問題，ストレス，疲労などを理解し合える他の人々との関係を築くことができます。支援グループへの参加は，介護でよく経験する孤立感を緩和する助けともなります。

　インターネットベースの支援は，昼夜を問わず，何時であろうと，介護者の都合のいいときに，外部に支援を求めることができるという利点があります。パソコンへのアクセスが問題になるかもしれませんが，ほとんどの地域社会には，特殊な環境にある介護者がパソコンにアクセスできるインターネットカフェ，学校，組織が存在しています。

法的アドバイス

　介護を受ける高齢者の個人的，医学的，経済的問題を管理する責任を引き受けていたなら，法的問題も出てくる可能性があります。介護を受ける人の意識がはっきりしている間に，介護者は，医療に関する委任をどのようにして設定するのか，あるいは，介護を受ける人が，医療に関する事前意思表明書を作成するのをどのように支援するか，あるいは，遺言の内容の更新などに関して，法的アドバイスを受けておくようにすべきです。患者が認知不能になったり，意思決定不能になったりした場合，成年後見人となるにはどうしたらよいのかについて，法的相談を受けるべきです。

このような状況にどう対応すべきかに関しては，どんな時でも法的助言を求めるのがよいでしょう。患者は，すでに弁護士や弁護士事務所と専門職的関係をもっているかもしれません。時に，介護を提供する際に出てくる状況に詳しい法律専門家については，他の介護者や介護組織がいちばんよく知っていることもあります。地域や県などに存在する法律や医療の職能団体も，法的アドバイスを求める介護者にとってよい情報源となるかもしれません。

訳者あとがき

　私は，家族の在宅ケアを18年間続けています。家族介護者としてかなりの歳月を重ねてきましたので，長い経験から自分なりに得た在宅介護の知識とノウハウを培い蓄積してきました。また，介護される人の気持ちへの配慮，その人の身体的状況の観察などにも，かなり気を配ってきました。同時に，介護する自分の感情や身体的問題にも，常に向き合ってきました。

　本書は，そうした介護される人と介護する人の両方にとって必要なこと，大切なことを，見事に統合したものです。在宅でケアを提供する人々への助言を記したナイチンゲールの『看護覚え書き』からの抜粋を核において，その内容を現代社会に適用した場合に有用だと思われる多くの助言が書き下ろしで提供されています。常にナイチンゲールの基本に立ち返りながらも，現代社会を生きる介護する人・される人を支援できるような発展的な内容になっています。

　家庭の部屋の衛生，栄養，睡眠，身だしなみといった看護や介護の基本的な情報提供や助言は，介護者にとって貴重なことは言うまでもなく，広く一般の人々にとっても，健康的な生活を送るために大いに参考となるものです。また在宅というケア環境だけでなく，病院でも福祉施設でも，看護師や介護士の日常業務に有用なものが多く含まれていると考えます。たとえば，第3章「ちょっとした管理」で紹介された薬の管理や運動やリハビリについての助言は，ちょっとした管理の域を超えるもので，家族介護者やホームヘルパー，介護福祉士にとって，専門的過ぎずに理解しやすく，でも在宅ケアをする人に必要とされるなかなか得ることができない貴重な内容です。看護師にとっても，その基本を確認するために有用でしょう。

　本書は，ケアを提供するあらゆる人に役立つものですが，その全編を通じて助言のまなざしの中心は，愛する人の在宅介護で中心的役割を担う人（家族や友人など）に注がれています。間断ない介護に追われ，介護者自身のニーズがついないがしろにされてしまいますが，第9章は特に，そうした介護者のニーズに

焦点が当てられています。家族なら介護をするのが当たり前という考え方がまだ強い日本では，介護者が負担をつい抱え込んでしまいがちです。そこでは怒りや不満を感じるのはごく当然なのですが，そのような時でも，介護者はつい自分の至らなさをせめてしまいがちです。人にあまり語られない介護者の思いを客観的に代弁しているようなこの章は，介護者が介護する自分を客観的に見つめるのにとても役立つものとなるでしょう。同時に，そのような介護者を支えるべきホームヘルパーや福祉行政の担当者にも，多くの示唆を提供するはずです。

　また，本書は，介護を受ける人の言葉にできない多くの思いも代弁しています。無意識下にそうした人々を傷つけていたことがどんなに多いか，本書を読んで私たちははっと気づかされます。食事が誰にとっても楽しいものとは限らないということ，介護される人が時に暴言を吐くのは，思うに任せない自分の行動に苛立ちを感じているからかもしれないということ，また，あまり状態がよくない人に何気なく向けられた励ましの言葉がその人を傷つけてしまっているかもしれないことに，気づくのです。ごくありふれた自立した日常生活をもはや自由に送れなくなった人々をケアする時，専門職にも，家族にも，その他周りにいる人々にも，自分の視点で介護を受ける人の言動を判断することの危険性を教えてくれます。

　本書は，在宅ケアに関するとても貴重な実践的指南書であると同時に，介護する人とされる人の，心と体と生活と人生のすべてに対する深い洞察を提供するものです。家族介護者にとっては自分が行っている介護の拠り所となり，ホームヘルパーや看護師，そして福祉行政に携わる人には，介護を必要とする人とその家族をどのように支援すべきかに関して，貴重な情報を提供するものになることを信じます。ナイチンゲールは『看護覚え書き』を「家庭におけるケア提供者の仕事を進化させ支援することを意図」して書いたと言われています。まさにそのナイチンゲールの精神を受け継いだこの現代版が，現代を生きる家族介護者をはじめ，すべてのケア提供者に支援を提供し，その仕事を進化させてくれることを心から願っています。

2011年秋

家族介護者としての感謝を込めて

早野ZITO真佐子

索　引

あ行

赤ん坊と病人　112
急ぐこと　33
痛みの緩和　148
一般状態の観察　127
移動介助器具　22
衣服の汚染　101
医療機器・器具　22
医療専門職と介護者　49
医療専門職とのディスカッション　50
インターネット　20
インフルエンザ　105
ウイルス　98
ウイルス感染　104
うつ状態　144
うるさくせかすこと　33
エアコン　97

か行

介護者休息ケア　141, 146
介護者支援グループ　168
介護者の健康　143
回復の手段　40
悲しみの現れ方　149
悲しみの経験　149
壁　89
カーペット　89
換気　15
看護師の労働条件　5

観察はなんのためか　128
患者と旅行する　63
患者の死　149
患者の病気や状態について調べる　52
感染　14, 97
感染症　98
感染の予防　99
危機対応計画　134
寄生虫　98
気分と行動　130
気まぐれな好み　40
救急箱　22
共感　145
胸部と腹部　131
胸部の痛み　131
記録をつける　52
緊急時連絡先のリスト　20
空気　89
空気にあてること　79
薬　53
薬アレルギー　59
薬と疾患との相互作用　57
薬と旅行　65
クリミア戦争　1, 5
ケアギビング　140
ケア計画　25
ケア計画の要素　45
ケア計画の例　48
ケアする人をケアする　137
ケアプログラム　25
ケアリング　140

計画をたて直す　44
携帯電話　20
傾聴　146
下水　12
血痰　96
血便　96
下痢　96
健康についての知識　153
健康の法則　153, 156
健康保険証　64
抗ウイルス薬　105
声を出して読む　38
呼吸　62
固形物と流動物　67
心が身体に及ぼす影響　42
ゴシップ　113
個人的な身だしなみ　93, 94
コミュニケーション　144
コミュニケーション術　163, 165

さ行

罪悪感　142, 144
細菌　9, 98, 100
細菌感染　103
差し込み式便器　96
支援サービス　166
支援サービスを探す　164
姿勢　62
事前指示書　147
疾患についての理解の変化　8
湿気　15
失神　130
室内用便器　16
臭気の抑制　97
終末期　149
終末期の患者の介護　147
瘴気　3
瘴気型　3
床上浴　94

食事　73
食事介助　73, 74
食事時間の分単位の正確さ　68
食事における規則　69
食事の補助器具　77
褥瘡　81
食欲　123
女性の衣服の音　31
真菌　98
真菌感染　103
寝具　79
人口の高齢化　138
身体が心に及ぼす影響　42
心配事　42
信用のある看護婦　128
心理的健康　95
清潔　89
生前意思表示表明書　147
責任をもつ　28
責任をもって担当する　25
接触伝染　3
接触伝染型　3
洗浄液　75
喪失を悼む　149

た行

体温　132
体温の上昇　98
短期レスパイト　167
炭酸ガス　41
中断　34
ちょっとした管理　25
使い捨て手袋　102
爪　100
手洗い　21, 75, 99
手洗いの順序　101
手すり　17, 20
電子メール　20
転倒リスクのアセスメント　135

電話　20

な行

ナイチンゲール，フローレンス　1
臭い　17
握り　20
入浴　93

は行

排泄　16, 130
排泄の介助　96
排泄物の臭気　16
排尿　96
排便　96
発散物　16
発熱　98
花　41
歯磨き　94
光　12
ひげ剃り　94
微生物　98, 100
微生物学　97
ヒト免疫不全ウイルス（HIV）感染　104
ビニール手袋　102
皮膚　131
皮膚のケア　97
病院の状態　4
病気の様相　125
病人食に関して最もよくする考え違い　70
病人の観察　121
病人に与えられる助言　110
不安　148
不正確な情報　123
不必要な物音　29, 31
ブラインド　20
ベッドの位置　81

ベッドの高さ　81
ベッドの幅　80
ヘルス・リテラシー　161
変化のあること　40
便秘　96
法的アドバイス　168
補助機器・器具の情報　167

ま行

迷信　125

や行

薬物特異体質反応　58
薬物有害反応　58
誘導的な質問　122
よい聞き手　146
浴室　20
予防ケア　60

ら行

リハビリテーション　61
リビング・ウィル　147
リモコン付きテレビ　20
利用できる支援　164
レスパイト・ケア　141
ロールスクリーン　20

わ行

ワイヤレス電話　20
ワクチン　60, 105

［監修者紹介］
南　裕子（公立大学法人神戸市看護大学副理事長・神戸市看護大学学長，
　　　　　元国際看護師協会会長，元日本看護協会会長，元世界看護科学学会理事長）

［翻訳者紹介］
早野ZITO真佐子（医療福祉ジャーナリスト，翻訳家，通訳者，東京医療保健大学国際交流
　　　　　　　　アドバイザー，首都大学東京大学院非常勤講師）
小玉香津子（元聖母大学教授・看護学部長）
尾田葉子（元日本看護協会国際部）

現代に読み解く ナイチンゲール・看護覚え書き——すべてのケア提供者のために
Notes on Nursing — A Guide for Today's Caregivers

2011年12月10日　第1版第1刷発行　　　　　　　　　　　　　〈検印省略〉
2017年2月20日　第1版第2刷発行
2020年3月10日　第1版第3刷発行

編著者＝International Council of Nurses
監修者＝南　裕子
翻訳者＝早野ZITO真佐子［ICN書き下ろし部分］
　　　　小玉香津子・尾田葉子［原著1859年版部分］
発行所＝株式会社日本看護協会出版会，エルゼビア・ジャパン株式会社
発売元＝株式会社日本看護協会出版会
　　　　〒150-0001 東京都渋谷区神宮前5-8-2　日本看護協会ビル4階
　　　　〈注文・問合せ／書店窓口〉TEL/0436-23-3271　FAX/0436-23-3272
　　　　〈編集〉TEL/03-5319-7171
　　　　https://www.jnapc.co.jp
装　丁＝臼井新太郎
印　刷＝三美印刷株式会社

©2011 Japanese Nursing Association Publishing Company, Ltd., and Elsevier Japan KK.
本書の複製権・翻訳権・上映権・譲渡権・公衆送信権（送信可能化権を含む）はエルゼビア・ジャパン株式会社が保有します。

JCOPY〈出版者著作権管理機構 委託出版物〉
本書の無断複製は著作権法上での例外を除き禁じられています。複製される場合は，そのつど事前に一般社団法人出版者著作権管理機構（電話 03-5244-5088，FAX 03-5244-5089，e-mail:info@jcopy.or.jp）の許諾を得てください。

落丁・乱丁はお取り替え致します。　　　　　　　　　　　　　　　　ISBN978-4-8180-1622-4